Basis*werk* AG

J. van Amerongen, Hoogeveen, Nederland   *Serieredacteur*
C.R.C. Huizinga-Arp, Amersfoort, Nederland   *Serieredacteur*
J.M. Birza-Holthof, Groningen, Nederland   *Serieredacteur*

Dit boek *Bereiden en aseptisch handelen; verdieping voor apothekersassistenten* is onderdeel van de serie Basiswerken AG voor de mbo-opleidingen voor dokters-, apothekers- en tandartsassistenten.

Reeks Basis *werk* AG

De boeken in de serie Basiswerken AG bieden kennis voor de opleidingen op mbo-niveau voor dokters-, apothekers- en tandartsassistenten. Bij veel uitgaven zijn online aanvullende materialen beschikbaar, zoals video's, protocollen, toetsen etc.

Bestellen

De boeken zijn te bestellen via de boekhandel of rechtstreeks via de webwinkel van uitgeverij Bohn Stafleu van Loghum: ► www.bsl.nl.

Redactie

De redactie van de serie Basiswerken AG bestaat uit Jan van Amerongen, Carolijn Huizinga-Arp en Jacquelien Birza-Holthof, die ieder de uitgaven van één van de opleidingen coördineren. Zij hebben zelf ook boeken binnen de serie geschreven.

Jan van Amerongen is als arts (niet-praktiserend) verbonden aan het Alfa-college te Hoogeveen. Daarnaast is hij actief bij de nascholing van doktersassistenten in Noord-Nederland.

Carolijn Huizinga-Arp is werkzaam als openbaar apotheker, actief in verschillende bestuurlijke functies en vanuit haar eigen schrijfbureau betrokken bij de ontwikkeling van (e-)cursussen voor apothekersassistenten, doktersassistenten, huisartsen en apothekers.

Jacquelien Birza-Holthof is als docent verbonden aan de opleiding voor tandartsassistenten van Het Noorderpoort te Groningen.

Y.M. Groot-Padberg

Bereiden en aseptisch handelen

Verdieping voor apothekersassistenten

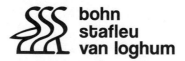

Houten 2021

Soest, Nederland

ISSN 2468-2381   ISSN 2468-239X   (electronic)
Basiswerk AG
ISBN 978-90-368-2648-8   ISBN 978-90-368-2649-5   (eBook)
https://doi.org/10.1007/978-90-368-2649-5

NUR 891
Basisontwerp omslag: Studio Bassa, Culemborg
Automatische opmaak: Scientific Publishing Services (P) Ltd., Chennai, India
Omslagfoto: Foto is genomen bij Fagron Sterile Services

Bohn Stafleu van Loghum
Walmolen 1
Postbus 246
3990 GA Houten

www.bsl.nl

Voorwoord

Deze eerste druk van het boek *Bereiden en aseptisch handelen* richt zich op het daadwerkelijk bereiden van geneesmiddelen uit grondstoffen en klaarmaken van steriele geneesmiddelen uit grondstoffen of halffabricaten.

Deze uitgave sluit aan op het keuzedeel bereiden en aseptisch handelen voor apothekersassistenten (K0009). Verder biedt het verdiepende kennis voor al diegenen die geïnteresseerd zijn in het bereiden van geneesmiddelen. Omdat dit verder gaat dan de basiskennis die voor de meeste beginnende beroepsbeoefenaren noodzakelijk is, is de keuze gemaakt hiervoor een aparte uitgave te maken. Deze uitgave gaat uit van de basiskennis zoals beschreven in het boek *Productzorg voor apothekersassistenten*.

Het keuzedeel Bereiden en aseptisch handelen leert de beginnend beroepsbeoefenaar gangbare farmaceutische producten te bereiden aan de hand van beschikbare protocollen en de informatiebronnen die in de apotheek gangbaar zijn.

Deze druk maakt gebruik van geactualiseerde versies van FNA- en LNA-procedures zoals te vinden op de website van de KNMP Kennisbank.

De docent is vrij in keuze en volgorde van de hoofdstukken.

Het is voor de auteur net als voor de opleidingen zoeken naar de diepgang en de verschillen tussen keuze- en basisdeel. We houden ons daarom aanbevolen voor opmerkingen en commentaar zodat de leermiddelen steeds beter worden afgestemd op de wensen van de opleidingen.

We hopen met deze uitgave een bijdrage te leveren aan het onderwijs ten aanzien van bereiden en zo mede zorg te dragen voor een hoge kwaliteitseis voor bereidingen.

Yvonne Groot-Padberg
Soest

Inhoud

Bereiden in de apotheek

Samenvatting

Waar vroeger het bereiden van geneesmiddelen één van de voornaamste
taken van de apothekersassistente was, is dit tegenwoordig steeds meer op
de achtergrond geraakt. De meeste geneesmiddelen worden kant-en-klaar
aangeleverd in de apotheek. Toch wordt er op verschillende plekken nog bereid.
Bereiden kan in de openbare apotheek, de ziekenhuisapotheek of door een
zogenaamde grootbereider. Elke bereider heeft zich aan richtlijnen te houden.

© Bohn Stafleu van Loghum is een imprint van Springer Media B.V., onderdeel van Springer Nature 2021
Y. M. Groot-Padberg, *Bereiden en aseptisch handelen*, Basiswerk AG,
https://doi.org/10.1007/978-90-368-2649-5_1

1

1.1 Inleiding en leerdoelen

Waar vroeger het bereiden van geneesmiddelen één van de voornaamste taken van de apothekersassistente was, is dit tegenwoordig steeds meer op de achtergrond geraakt. De meeste geneesmiddelen worden kant-en-klaar aangeleverd in de apotheek. Toch wordt er op verschillende plekken nog bereid.

Leerdoelen

Je kunt:

- de verschillen uitleggen tussen bereiden in een openbare en een ziekenhuisapotheek, en een grootbereider;
- beschrijven aan welke voorwaarden apotheken moeten voldoen om te kunnen bereiden.

1.2 Bereiden in de openbare apotheek

Momenteel wordt twee tot drie procent van de afgeleverde geneesmiddelen door een apotheker bereid op speciaal verzoek van een arts. Ook handelspreparaten worden indien nodig aangepast, bijvoorbeeld als een patiënt niet goed kan slikken of allergisch is voor een bepaalde hulpstof. Apothekers zijn de enigen die volgens de Geneesmiddelenwet op kleine schaal geneesmiddelen mogen bereiden voor eigen patiënten. Alle andere producenten van geneesmiddelen hebben hiervoor een vergunning nodig. Het bereiden van geneesmiddelen kost de apotheek tijd en geld. Eigen bereidingen worden niet altijd vergoed door de zorgverzekeraars, zeker niet als er een alternatief in de vorm van een handelsproduct beschikbaar is. Daarom is het bereiden tegenwoordig op veel plaatsen gecentraliseerd. Een groep apotheken kiest er dan bijvoorbeeld voor om de bereidingen in één apotheek te laten plaatsvinden, waar de kennis, de ruimtes en de materialen dan optimaal zijn. De KNMP ziet de noodzaak van de apotheekbereiding en voorziet het volgende voor de toekomst.

Er zal vaker een beroep worden gedaan op de bereidende apotheek. De volgende ontwikkelingen dragen hieraan bij:

- Het aantal geneesmiddelentekorten neemt toe, waarvoor apotheekbereiding een oplossing kan zijn.
- Handelspreparaten voor patiënten met slikklachten worden aangepast in de apotheek, en niet meer thuis of in de instelling.
- In toenemende mate wordt zorg toegesneden op de individuele patiënt en die zorg kan niet altijd tijdig geleverd worden door landelijke doorleveraars.
- Bereidingshandelingen aan parenteralia op ziekenhuisafdelingen worden vervangen door het bereiden van gestandaardiseerde verdunningen of combinaties in de apotheek. Dit omwille van de medicatieveiligheid.
- 'Voor toediening gereedmaken'-handelingen (VTGM) en handelspreparaten aanpassen gebeuren vanwege arbo-regels in de apotheek in plaats van op afdelingen of in instellingen (bron: ▶ knmp.nl).

Op farmanco.knmp.nl, waar je vindt welke geneesmiddelen niet leverbaar zijn, staat soms vermeld 'eigen bereiding mogelijk'. Dan is een apotheekbereiding dus een goed alternatief voor een niet-leverbaar geneesmiddel. Wanneer een apotheek geneesmiddelen voor een andere apotheek bereidt noemen we dit 'doorleveren'. Deze bereidingen moeten voldoen aan de beroepsnormen. De KNMP heeft hiervoor de KNMP-richtlijn Bereiden opgesteld. Deze richtlijn is te vinden op ▶ www.knmp.nl en geeft onder andere instructies over de ruimtes en de scholing van het personeel.

1.3 Bereiden in de ziekenhuisapotheek

Ook ziekenhuisapotheken mogen bereiden voor eigen patiënten of doorleveren aan collega-apotheken. Voor ziekenhuisapotheken geldt niet de KNMP-richtlijn Bereiden, maar de GMP-Z-richtlijn Ziekenhuisfarmacie.

1.3.1 GMP-Z

De GMP-Z-richtlijn is afgeleid van de GMP-richtlijnen. GMP betekent Good Manufacturing Practices, in het Nederlands Goede Manieren van Produceren. Deze regels zijn opgesteld voor geneesmiddelenfabrikanten. Zij moeten aan deze regels voldoen om de kwaliteit van de geproduceerde geneesmiddelen te garanderen. Alleen als fabrikanten zich aan de GMP-regels houden krijgen ze een zogenaamde fabrikantenvergunning en mogen zij geneesmiddelen maken voor de markt. Deze GMP-regels zijn heel uitgebreid. Beschreven staat bijvoorbeeld dat er een aparte ruimte moet zijn om te wegen, dat alle grondstoffen die gebruikt worden getest moeten worden, dat de apparatuur gevalideerd moet zijn en dat het personeel geschoold moet zijn in de GMP-regels.

Valideren betekent dat een apparaat of een productiemethode meermaals getest wordt: doet het wat het moet doen en doet het ook met andere grondstoffen bijvoorbeeld hetzelfde.

Omdat het bereiden in ziekenhuizen niet helemaal te vergelijken is met een geneesmiddelenfabriek zijn de GMP-regels aangepast zodat ziekenhuisapotheken zich daaraan kunnen houden. Geneesmiddelen maken voor één patiënt komt bijvoorbeeld in een fabriek niet voor. De GMP-Z-richtlijnen maken deel uit van het hele kwaliteitssysteem in de ziekenhuisapotheek.

De GMP-Z is opgesteld door de NVZA, de Nederlandse Vereniging van Ziekenhuis-Apothekers.

1.4 Grootbereiders

Een grootbereider is een openbare of een ziekenhuisapotheek die zich heeft gespecialiseerd in bereidingen die doorgeleverd worden aan collega-apothekers. Ook de Inspectie Gezondheidzorg en Jeugd (IGJ) heeft voorwaarden gesteld waaraan grootbereiders zich moeten houden. Zo mogen zij geen reclame maken voor hun producten en moeten zij per bereiding een productdossier maken. Grootbereiders moeten zich ook houden aan de GMP-richtlijnen. Voorbeelden van bekende grootbereiders in Nederland zijn De Collegiale Bereiding, Fagron, Farmaline en de Magistrale bereider.

Grootbereiders richten zich vooral op:
- individuele bereidingen;
- steriele en niet-steriele voorraadbereidingen;
- VTGM.

Werken met protocollen

Samenvatting

Bij het bereiden van geneesmiddelen is het belangrijk geen fouten te maken. Een fout in een bereiding kan leiden tot een gevaar voor een patiënt. Ook is het belangrijk dat het gemaakte geneesmiddel elke keer hetzelfde is. Om de kans op fouten zo klein mogelijk te maken en om een uniform product te krijgen wordt er gewerkt met vaste werkwijzen en voorschriften. Vanuit een standaardvoorschrift kunnen protocollen gemaakt worden voor zowel een voorraadbereiding als voor een receptbereiding. Met deze protocollen kunnen de bereidingen ook gecontroleerd worden.

© Bohn Stafleu van Loghum is een imprint van Springer Media B.V., onderdeel van Springer Nature 2021
Y. M. Groot-Padberg, *Bereiden en aseptisch handelen*, Basiswerk AG,
https://doi.org/10.1007/978-90-368-2649-5_2

2

2.1 Inleiding en leerdoelen

Bij het bereiden van geneesmiddelen is het belangrijk geen fouten te maken. Een fout in een bereiding kan leiden tot een gevaar voor een patiënt. Ook is het belangrijk dat het gemaakte geneesmiddel elke keer hetzelfde is. Om de kans op fouten zo klein mogelijk te maken en om een uniform product te krijgen wordt gewerkt met vaste werkwijzen en voorschriften.

Leerdoelen
Je kunt:
- uitleggen waarom je moet protocolleren;
- uitleggen wat een chargebereidingsvoorschrift (CBV) en een chargebereidings- protocol (CBP) is;
- uitleggen wat een receptbereidingsvoorschrift (RBV) en een receptbereidingsprotocol (RBP) is.

2.2 Vastleggen en controleren

Tijdens het bereiden mag je geen fouten maken. Want fouten kunnen ernstige gevolgen hebben. Denk maar eens aan een rekenfout, waardoor je bijvoorbeeld $100\times$ zoveel werkzame stof in een capsule stopt als nodig was. Voor het geval er achteraf vragen komen over een bereiding, moet het mogelijk zijn om precies na te gaan hoeveel van welke stof in een bepaalde bereiding is verwerkt. En daarom moeten alle bereidingen en controles van geneesmiddelen in de apotheek gedocumenteerd worden. In documenten geef je precies aan hoe je de bereiding uitvoert en achteraf blijkt hieruit wat je hebt gedaan en waargenomen.

Dit begeleiden van de bereiding met documenten heet *protocollering*.

Een *protocol* is een document om de handelingen en de resultaten van handelingen vast te leggen die tijdens de bereiding plaatsvinden.

Met behulp van al deze documenten garandeer je zo veel mogelijk de kwaliteit van een product, want de manier waarop het gemaakt wordt is elke keer hetzelfde. Verder kun je met protocollen de kwaliteit ook achteraf aantonen.

2.2.1 Controleren

In de protocollen staat ook beschreven hoe je moet controleren. Zo controleren we bij het bereiden van capsules het onderlinge verschil in gewicht. Bij het bereiden van bijvoorbeeld dertig capsules mag de eerste capsule niet honderden milligrammen verschillen met de tweede of met de dertigste capsule, want dan is er iets fout gegaan. En ook het gemiddelde gewicht wordt bepaald. Want als je een hoopje poeder van 100 gram in honderd capsules stopt, moet iedere capsule gemiddeld 1 gram bevatten. Is het gemiddelde gewicht lager, dan is er vast wat poeder weggewaaid... Bij het bereiden van een zalf of een crème controleren we het eindproduct op grove deeltjes, want een zalf of crème met korrels erin smeert niet lekker en beschadigt soms de huid.

In de industrie wordt al langer gewerkt met schriftelijke procedures als hulpmiddel om de kwaliteit te beheersen en verantwoorden. Iedere *charge* (=productie-eenheid) paracetamol 500 mg tabletten moet ook 500 mg paracetamol per tablet bevatten.

Verantwoording van de handelingen om een goede kwaliteit te verkrijgen en deze ook te kunnen waarborgen, is een belangrijk onderdeel van protocollering. Dit is ook van groot belang in het kader van productaansprakelijkheid. In de industriële bereiding speelde productaansprakelijkheid al langer een grote rol. Daarom is documentatie van de bereiding daar al in een eerder stadium geïntroduceerd. Voor bereidingen op grotere schaal hebben tussentijdse controles nog een groot voordeel: als je er snel achter komt dat iets niet goed is, kun je het verlies aan tijd en goederen nog beperken of soms zelfs voorkómen. Het is namelijk erg duur als je achteraf een hele charge tabletten moet afkeuren omdat bijvoorbeeld het gewicht niet goed is. Door tussentijdse ('in-proces')controles in te bouwen, is dat te voorkomen.

Ook in de apotheek worden *in-procescontroles* uitgevoerd. Als je bijvoorbeeld een drank maakt met daarin diverse vaste stoffen, los je deze stoffen één voor één op. Voordat je een tweede vaste stof oplost, moet de eerste opgelost zijn. Op het protocol onder het kopje 'in-procescontroles', wordt steeds gevraagd: opgelost? Dit vul je dan ook steeds in. Dit geeft je een extra controle tijdens het bereiden.

2.3 Bereidingsvoorschriften en protocollen

Een bereidingsvoorschrift is een document waarin beschreven staat op welke wijze een product wordt bereid, welke grondstoffen gebruikt worden, in welke hoeveelheden, welke werkwijze gevolgd wordt en welke hulpmiddelen nodig zijn.

Er zijn verschillende bronnen voor bereidingsvoorschriften:
- standaardwerken, zoals het *Formularium Nederlandse Apothekers* (FNA);
- vakliteratuur;
- voorschriften die zijn uitgewerkt door apothekers of ziekenhuizen.

Er zit verschil tussen gestandaardiseerde bereidingen en niet-gestandaardiseerde bereidingen. Een gestandaardiseerde bereiding is een bereiding die volledig onderzocht is. Dit betekent dat de samenstelling, de bereidingswijze en houdbaarheid volledig bekend zijn. Voorbeelden van gestandaardiseerde bereidingen zijn bereidingen uit het FNA. De ontwerpkwaliteit hiervan is gegarandeerd. Hiermee wordt bedoeld dat de wijze van bereiding en de manier van vastleggen helemaal goed uitgedacht en onderzocht zijn.

Een voorschrift gaat meestal uit van een standaard chargegrootte (grootte van de productie-eenheid). Als een andere chargegrootte bereid moet worden, is een omrekening nodig. Soms moet ook de bereidingswijze worden veranderd. Bijvoorbeeld omdat bij de gewenste chargegrootte de voorgeschreven bereidingswijze om praktische of technische redenen niet uitvoerbaar is.

Voordat aan een bereiding kan worden begonnen, wordt een bereidingsprotocol opgesteld op basis van het bereidingsvoorschrift.

Dit gebeurt als volgt:
- Er wordt een kopie van het originele bereidingsvoorschrift gemaakt.
- De af te wegen hoeveelheden worden omgerekend voor de te bereiden chargegrootte.
- Het voorschrift wordt gecontroleerd.
- Na goedkeuring wordt het voorschrift door een apotheker geautoriseerd. Dat wil zeggen: er wordt een paraaf voor akkoord op gezet naar aanleiding van de bevindingen van bereiding van de desbetreffende charge aan de hand van het daarvoor bestemde bereidingsvoorschrift.

2

Het document is nu geschikt om de handelingen en de resultaten van handelingen tijdens de bereiding vast te leggen. We hebben nu een protocol.

2.4 Protocollering van de voorraadbereiding

Ter ondersteuning van de bereiding in de apotheek van geneesmiddelen op voorraad brengt het LNA voorbeeld-chargebereidingsvoorschriften uit. Deze zijn opgenomen in de KNMP Kennisbank. Met behulp van een programma als Protype zijn deze bereidingsvoorschriften eenvoudig uit te werken tot bereidingsprotocollen. Op deze manier zijn alle FNA-bereidingen in chargebereidingsvoorschriften verwerkt.

Voor niet-gestandaardiseerde voorraadbereiding worden chargebereidingsvoorschriften (CBV) en chargebereidingsprotocollen (CBP) gebruikt die in ieder geval de rubrieken gebruiken van het LNA-voorbeeld; of er wordt een systeem toegepast dat aantoonbaar gelijkwaardig is. Dat betekent dat als een bepaalde bereiding in een apotheek vaak wordt gemaakt, de apotheker een eigen chargebereidingsvoorschrift kan opstellen volgens het model van het LNA.

Uit het voorbeeldmodel blijkt dat bereiding en controle als één samenhangend geheel gezien worden. Dit komt voort uit de opvatting dat in de apotheek de bereidingskwaliteit optimaal gewaarborgd wordt door een combinatie van:
- keuringen van het uitgangsmateriaal (de grondstoffen, verpakkingsmaterialen en parafering);
- keuringen tijdens de bereiding;
- keuring van het eindproduct.

Zowel voor de beoordeling van het CBV als van een zelf samengesteld voorschrift is een overzichtelijke en compacte verzameling van informatie erg belangrijk. Een goed chargebereidingsvoorschrift is:
- overzichtelijk ingedeeld;
- ondubbelzinnig en goed leesbaar opgesteld;
- inhoudelijk juist.

De volgende onderdelen zijn in een chargebereidingsprotocol opgenomen. Een asterisk betekent dat dit onderdeel wordt ingevuld tijdens de bereiding.
- *Preparaat.* Bovenaan wordt de naam vermeld van het preparaat dat wordt bereid.
- *Chargegrootte.* De chargegrootte die wordt bereid, wordt vermeld.
- *Herkomst voorschrift.* De herkomst van het originele voorschrift. Hier moet een exacte aanduiding staan, zodat het originele voorschrift altijd te achterhalen is.
- *Mutatie.* Datum en tijd waarop het voorschrift is geprint; ook worden de initialen van degene die het heeft geprint of gewijzigd vermeld.
- *Autorisatie.* Hier komt de paraaf van de apotheker. Deze laat hiermee weten dat het voorschrift akkoord bevonden is. Aan de hand van dit document mag de bereiding worden gemaakt. Vanaf dit moment wordt een bereidingsvoorschrift een chargebereidingsprotocol. Wordt het bereidingsvoorschrift gewijzigd, dan is opnieuw goedkeuring van de apotheker noodzakelijk.
- *Grondstoffen.* Hier worden de te gebruiken grondstoffen vermeld. De namen van de grondstoffen worden zo vermeld dat geen onduidelijkheid bestaat welke stof gebruikt moet worden.

- *Hoeveelheid.* Hier wordt de af te wegen of te meten hoeveelheid van een grondstof vermeld.
- *Noot.* Hier is ruimte voor eventuele bijzonderheden over de grondstoffen.
- *Chargenummer.** Aan iedere grondstof is een bepaald chargenummer gekoppeld. De bereider vermeldt het chargenummer van de grondstof op het protocol. Aan de hand hiervan kan worden nagegaan of inderdaad de juiste grondstof is gebruikt. Het noteren van het chargenummer gebeurt direct na het wegen, nog voordat een andere grondstof wordt afgewogen. Dit is noodzakelijk om verwisseling van de grondstoffen of het chargenummer te voorkomen. Je hebt bijvoorbeeld de stoffen prednison en prednisolon.
- *Gewogen.** Hier wordt de gewogen of gemeten hoeveelheid vermeld. Indien er bijvoorbeeld 2000 g afgewogen moet worden en er staat 2002 g op de display van de balans, dan wordt 2002 g opgeschreven; dit is immers de afgewogen hoeveelheid!
- *P.** De letter P staat voor 'paraaf'. Hier zet de bereider zijn paraaf als de complete weging is uitgevoerd. De bereider dient dit meteen na de weging in te vullen.
- *KP.** Deze afkorting staat voor een 'controleparaaf'. Hier zet een collega of de apotheker een paraaf als hij de handeling heeft gezien en heeft vastgesteld dat deze klopt met wat in het protocol vermeld staat.
- *Opmerkingen.* Het programma Protype vermeldt hier automatisch eventuele opmerkingen.
- *Verpakking.* Zegt waarin de bereiding verpakt moet worden.
- *Bewaarconditie.* Zegt onder welke omstandigheden het preparaat bewaard moet worden; bijvoorbeeld op kamertemperatuur of in de koelkast.
- *Niet te gebruiken na.* Hier wordt de houdbaarheidsdatum genoteerd.
- *Chargenummer.** Het chargenummer in het gedeelte 'Gegevens productie' is een codering waarmee een producteenheid uniek wordt geïdentificeerd. Een voorbeeld van een chargenummer is 16 C 31 01. In dit chargenummer kun je de productiedatum herkennen, namelijk 21 maart (derde maand = C) 2021. De laatste twee cijfers vormen een volgnummer: 01 wil zeggen de eerste productie van die dag, 02 de tweede, enzovoort.
- *Bereiding.* Hier staan de uit te voeren handelingen puntsgewijs vermeld. Ook vind je hier de eventueel te nemen veiligheidsmaatregelen; bijvoorbeeld: werk in de zuurkast en afzuigkast.
- *In-procescontroles.** Met in-procescontroles wordt gecontroleerd of de bereiding tot dan toe goed verlopen is en of de juiste handelingen zijn uitgevoerd. De bereider vult de resultaten van de handelingen tijdens het proces meteen in. Mochten er tijdens de bereiding afwijkingen worden waargenomen, dan kan dit direct aan de apotheker gemeld worden. Deze kan dan zeggen hoe het bereidingsproces verder kan worden afgehandeld. Zo'n maatregel dient wel op het protocol vermeld te worden.
- *Monstername.* Hier wordt de hoeveelheid vermeld die het laboratorium bij een analyse van de bereiding nodig heeft.
- *Ingezonden? Ja/nee, reden.** (Ingezonden houdt in dat de bereider een product naar een laboratorium stuurt voor analyse. Zo kan gecontroleerd worden of inderdaad de juiste stoffen in de juiste hoeveelheden aanwezig zijn. Op school wordt niets aan het laboratorium gezonden.)
- *Controle eindproduct.** Hier worden de resultaten van de eindcontroles vermeld. De controles moeten zorgvuldig worden uitgevoerd.

2

- *Gegevens productie.** Hier worden de gegevens van de bereiding vermeld. Vergeet niet ook dit in te vullen. Indien deze gegevens niet zijn ingevuld, kan de bereiding niet worden goedgekeurd door de apotheker en dus ook niet worden afgeleverd.
- *Beoordeling eindproduct.** Deze kolom wordt door de apotheker ingevuld. Hier noteert de apotheker de datum waarop de bereiding wordt goedgekeurd. Dit bekrachtigt de apotheker met een 'vrijgifteparaaf'.
- *Kopie gebruikt etiket.* Het etiket dat op het protocol vermeld staat, moet letterlijk worden overgenomen. Bij 'kopie gebruikt etiket', wordt een etiket geplakt dat bij deze bereiding is gemaakt.

Met een goed opgesteld bereidingsvoorschrift, een werkwijze volgens het protocol en het goed invullen hiervan, zijn we nog niet aan het eindpunt van de bereiding. De eindbeoordeling door de apotheker vormt de afronding van een voorraadbereiding. Een onvolledig ingevuld protocol kan niet worden geaccepteerd. Vóór vrijgifte controleert de apotheker de volgende ingevulde onderdelen van het protocol:

- de chargenummers van de gebruikte grondstoffen (controle of de juiste grondstof is gebruikt);
- de afgewogen hoeveelheden (vergelijking met de af te wegen hoeveelheden);
- het voorbeeldetiket (is de tekst goed van het protocol overgenomen?);
- de resultaten van de in-procescontroles en de controle van het eindproduct;
- de paraferingen;
- de opbrengst en uitval en eventuele redenen hiervan.

Hierna beslist de apotheker of de charge is goedgekeurd of afgekeurd. Vervolgens vult de apotheker de gegevens bij 'Beoordeling eindproduct' in. Zie ◘ fig. 2.1 voor een voorbeeld van een CBP.

2.5 Protocollering van de bereiding vanaf een recept

De bereiding van een toedieningsvorm vanaf een recept ligt ook vast in een protocol. Dat wil zeggen dat alle handelingen – zoals afwegen, de stoffen die je gebruikt hebt, de bereidingsmethode – worden beschreven en afgetekend. Bij een recept noemen we dat een receptbereidingsvoorschrift (RBV) en het bijbehorend protocol het receptbereidingsprotocol (RBP). Net als op het CBP staan er op een RBP rubrieken die ingevuld en afgetekend moeten worden, hoewel ze op het RBP minder uitgebreid zijn.

Het eindproduct moet ook weer geheel gecontroleerd worden – zoals het gewicht van de capsules of het uiterlijk van een zalf – en afgetekend.

In ◘ fig. 2.2 zie je enkele voorbeelden van een receptbereidingsprotocol. Het RBP wordt aan het recept gehecht. De apotheker of de controlerend apothekersassistent kan nu precies zien hoe dit recept is bereid en welke controles zijn uitgevoerd.

Hydrocortisonacetaatzalf 1% FNA   100,0 g

Chargegrootte		Herkomst Voorschrift		Mutatie		Autorisatie
100,0 g		FNA 1999		01/09/2000 00:00 WINAp		

Grondstoffen			Hoeveelheid	Noot	Chargenr	Gewogen	P	KP
ADEPS LANAE			10,00 g					
HYDROCORTISONI ACETAS MICRONISAT			1,000 g					
VASELINUM ALBUM			89,0 g					
Opmerkingen								

Verpakking	Bewaarconditie	Niet te gebruiken na
Pot	2-30°C	36 maanden na bereiding, 12 na aanbreken
Chargenummer verpakking:		
Tube FNA	2-30°C	36 maanden na bereiding
Chargenummer verpakking:		

Bereiding - Vermijd stuiven van vaste stoffen	In-Proces-Controles
• Wrijf ongeveer 1,000 gram van het wolvet uit in een handwarme mortier. • Voeg toe het gemicroniseerde hydrocortisonacetaat en wrijf zorgvuldig af. • Voeg in gedeelten toe de rest van het wolvet en meng na elke toevoeging tot homogeen. • Breng een beetje van de afwrijving tussen 2 voorwerpglaasjes, druk de glaasjes aan en controleer op agglomeraten. • Voeg de afwrijving van de voorwerpglaasjes weer bij de rest. • Voeg bij gedeelten toe de vaseline en meng na elke toevoeging tot homogeen. • Neem op 3 plaatsen een monster van ongeveer 1 gram en deponeer deze op een grote glasplaat. Leg er een andere glasplaat voorzichtig boven op en bekijk tegen een donkere achtergrond. • Controleer op homogeniteit. • Druk de glasplaten aan en controleer op agglomeraten. • Vul uit in de verpakking. • Stuur zonodig een monster (zie 'Monstername') naar het RAL (procedure P03-2).	Egale massa? Homogeen? Agglomeraten? Homogeen? Agglomeraten? Opbrengst: _____

Monstername	Ingezonden?
10,00 g	Ja / Nee, reden:

Controle Eindproduct (zalf volgens S02-2)

Volgens procedure S02-2 'Zalf, uiterlijk, consistentie, verpakking en etikettering.'
* Uiterlijk:
    Consistentie: akkoord / niet akkoord
    Homogeen uiterlijk: akkoord / niet akkoord
    Bij gesuspendeerde stoffen: agglomeraten, deeltjes: afwezig / aanwezig
* Verpakking:
* Etikettering:
* Analyse: nee / ja, resultaat:

Gegevens Productie		Beoordeling Eindproduct	
Datum bereiding:		Analysedatum:	
Chargenummer:		Analyseparaaf:	
Opbrengst:			
Uitval, door:		Datum:	
Paraaf etiket:		Eindbeoordeling:	
Paraaf bereider(s):		Vrijgifteparaaf:	

ProType   V5.5.2.3 © 2000 JOV   CBV uit LNA Voorbeeld CBV's [C:\Program Files\Old Bike Soft\ProType\KNMP.mdb]   Afdruk 22/03/2005 12:33 Pagina 1 van 2

Hydrocortisonacetaatzalf 1% FNA   100,0 g

Vervolgblad

Tube FNA. Bewaring: 2-30°C

Niet om in te nemen	Niet om in te nemen
Hydrocortisonacetaatzalf 1% FNA Datum: __/__/__ Chargenr: _____ Niet te gebruiken na: __/__/__ Dit is een voorraadetiket	 Kopie gebruikte etiket

Pot. Bewaring: 2-30°C

Niet om in te nemen	Niet om in te nemen
Hydrocortisonacetaatzalf 1% FNA Datum: __/__/__ Chargenr: _____ Niet te gebruiken na: __/__/__ Na aanbreken 12 maand houdbaar Aanbreekdatum: Dit is een voorraadetiket	 Kopie gebruikte etiket

ProType   V5.5.2.3 © 2000 JOV   CBV uit LNA Voorbeeld CBV's [C:\Program Files\Old Bike Soft\ProType\KNMP.mdb]   Afdruk 22/03/2005 12:33 Pagina 2 van 2

◻ **Figuur 2.1**   Voorbeeld van een chargebereidingsprotocol (CBP)

2

CAPSULES: ....

Datum:	Receptnr.:	Herkomst voorschrift:	Gebruikstermijn:	Uiterste gebruiksdatum:		

Aantal capsules (= n):		Bereidingsmethode: hoge / lage dosis of oplosmethode		Ontwerp en berekening:	P.	K.P.
Grondstof		Af te wegen	Chargenummer	Afgewogen	P.	K.P.
Watervrij colloïdaal siliciumdioxide/						
Microkristallijne cellulose PH-102/ Lactose (180)/			↑			

Totaal van de hoeveelheden: (= d)		Theoretisch gewicht inhoud: .... g e (= {d/n} x 1000) .... mg			
Bescherming bereider:	Volume vóór aanvullen: .... ml	Capsule- maat:	Aanvullen tot: .... ml		
Meer dan 1 portie: Nagewogen poedermengsel: .... g	In 1 keer te vullen caps.:	.... porties à .... g	Portiegewichten: .... g		

versie 010993   bestelnr. 8280   ©KNMP

CONTROLE (wi V-005) | Uiterlijk: | Opbrengst: |

Gemiddelde gewicht en gewichtsspreiding:
weeg 10 volle capsules en noteer de gewichten in mg

1	2	3	4	5
6	7	8	9	10

Gemiddelde gewicht
10 volle capsules (mg):   standaard
                                    = a   deviatie

Gemiddelde gewicht   = s (mg)
10 lege capsules (mg):   = b

Gemiddelde gewicht   relatieve
van de inhoud (mg):   = c   st.dev.
                                    (s/c x 100)   = rsd (%)

norm bij c < 300 mg: rsd < 4%; bij c ≥ 300 mg: rsd < 3%

Verschil tussen gemiddelde en theoretische gewicht:
$$v = \{(c-e)/e\} \times 100(\%)$$

norm: v tussen -3% en +3%

Verpakking:	Etikettering:	P. bereider:
Eindoordeel apotheker:		P. apotheker:

◻ Figuur 2.2   Voorbeeld van een RBV (voor- en achterkant)

Poedermengsels

Samenvatting

De meeste geneesmiddelen hebben vaste toedieningsvormen, namelijk tabletten of capsules. Deze worden gemaakt uit een poedermengsel. Om een goed poedermengsel te kunnen maken, zijn poedermengregels opgesteld. Ook kan het nodig zijn om een verwrijving te maken. Belangrijk hierbij is om foutloos te rekenen.

© Bohn Stafleu van Loghum is een imprint van Springer Media B.V., onderdeel van Springer Nature 2021
Y. M. Groot-Padberg, *Bereiden en aseptisch handelen*, Basiswerk AG,
https://doi.org/10.1007/978-90-368-2649-5_3

3.1 Inleiding en leerdoelen

De meeste geneesmiddelen hebben vaste toedieningsvormen, namelijk tabletten of capsules. Deze worden gemaakt uit een poedermengsel.

Leerdoelen

Je kunt:

- beschrijven hoe je poedervormige stoffen met elkaar mengt tot een goed en homogeen poedermengsel;
- werkzame stoffen en hulpstoffen berekenen vanuit een recept of bereidings- voorschrift;
- uitleggen waarom verwrijvingen soms nodig zijn en deze berekenen.

3.2 Bijzondere verwerkingen

In de praktijk komt het bereiden van verdeelde (=per stuk verpakt in een papiertje) en onverdeelde strooipoeders (=verpakt in een strooibus of koker) niet meer voor. De reden hiervoor is dat doseren met poeders lang niet zo nauwkeurig kan als met tabletten of capsules. Daarnaast zijn poeders ook minder hygiënisch. In het *FNA* zijn daarom uitsluitend voorschriften voor capsules opgenomen. Toch is het maken van een poedermengsel de basis voor heel veel bereidingen.

3.3 Een goed poedermengsel

In hoofdstuk 9 van het boek *Productzorg voor apothekersassistenten* heb je geleerd hoe je een goed poedermengsel maakt. Je hebt hiervoor deeltjes nodig van gelijke, geschikte fijnheidsgraad.

De *fijnheidsgraad* van deeltjes wordt meestal aangeduid in micrometers. De meeste in de apotheek gebruikte poeders bevatten deeltjes die ongeveer 180 micrometer groot zijn. Als de deeltjesgrootte van een stof van belang is, wordt deze in het *FNA* in micrometers achter de stofnaam cursief tussen haakjes weergegeven. Bijvoorbeeld lactose (*90*) of paracetamol (*45*). De meeste poeders waar wij in de apotheek mee te maken hebben, bestaan niet uit één enkelvoudige stof maar uit verschillende soorten stoffen (een mengsel). Deze mengsels maken we om bijvoorbeeld capsules mee te vullen. Om goed homogeen te kunnen mengen, is een aantal regels opgesteld. Dit zijn de poedermengregels:

1. Ga steeds uit van een grondstof met de juiste fijnheidsgraad. Wanneer een stof niet de juiste fijnheidsgraad heeft, moet je de stof vooraf fijnwrijven. Bij hoeveelheden van minder dan 1 g is het noodzakelijk eerst een overmaat stof fijn te wrijven en dan de juiste hoeveelheid af te wegen. Het verlies is anders relatief te groot.
2. Voordat je de werkzame stof toevoegt aan de mortier is het verstandig eerst een beetje hulpstof in de mortier te wrijven: op deze wijze beperk je de directe adsorptie (het plakken) van de sterk werkzame stof – en dus verlies hiervan.
3. Meng steeds in de ideale mengverhouding tot homogeen, dat wil zeggen: stapsgewijs en steeds in gelijke volumedelen tot een gelijkmatige verdeling is verkregen. Begin steeds met de kleinste hoeveelheid die is voorgeschreven, behalve bij sterk

gekleurde stoffen en smaak- en geurcorrigentia (zie onder punt 4 en 5). Meng dit met een gelijke hoeveelheid van de op één na kleinste hoeveelheid tot homogeen. Voeg vervolgens op het oog evenveel stof toe als in je mortier zit en meng tot homogeen, enzovoort.

4. Als je sterk gekleurde stoffen verwerkt, kun je deze het best tussen twee laagjes hulpstof mengen. Dit 'inpakken' voorkomt dat de mortierwand kleurt. Als je gekleurde grondstoffen verwerkt, kun je de homogeniteit aan de hand van de egaliteit van de kleur van het mengsel visueel controleren.

5. Smaak- en geurcorrigentia moeten als laatste toegevoegd worden, omdat deze vluchtig zijn.

3.4 Afwijking (verlies)

Hoe zorgvuldig ook wordt gewerkt, bij het bereiden van poedervormige geneesmiddelen gaat er altijd iets van het preparaat verloren door stuiven of wegzuigen, of doordat het blijft hangen op, aan of in de gebruikte apparatuur, materialen en utensiliën. Hierdoor is het praktisch gewogen eindgewicht van het mengsel (de opbrengst) altijd minder dan de som van de afgewogen hoeveelheden (theoretisch gewicht). Naarmate er meer handelingen worden uitgevoerd, is de kans op verlies groter. Het is uiteraard wel belangrijk dat dit verlies zo veel mogelijk wordt beperkt en dat er rekening mee wordt gehouden.

Om uit te rekenen hoe groot de afwijkingen zijn en om na te gaan of deze afwijkingen nog binnen de gestelde grenzen vallen, moet je de volgende zaken kunnen uitrekenen:

- Wat hoort het gewicht te zijn? Meestal staat dat duidelijk op het recept aangegeven.
- Wat is het gewicht werkelijk? Dit bepaal je door te wegen.
- Hoe groot is de afwijking? Bij een poeder is dat het verschil tussen wat het werkelijk is en wat het hoort te zijn. (Een poedermengsel voor capsulebereiding moet 60 g wegen en dit blijkt 65 g te zijn; de afwijking is dan 5 g.)

Om afwijkingen van onverdeelde preparaten (onverdeelde poeders) te berekenen, ga je als volgt te werk.

Bij de bereiding is steeds aangegeven hoeveel (g) je moet maken.

Wanneer je na de bereiding naweegt hoeveel (g) je nu in werkelijkheid hebt bereid, vind je (meestal) een iets andere hoeveelheid.

Er geldt:

Het verlies = theoretisch gewicht – opbrengst.

Het verlies wordt vaak uitgedrukt in procenten en bereken je als volgt:

theoretisch gewicht – opbrengst/theoretisch gewicht × 100 % = ...%
(= verliespercentage).

In plaats van verlies spreekt men ook vaak over de afwijking. Een negatieve afwijking wordt een verlies genoemd: een afwijking van min 3 gram is een verlies van 3 gram. Als er te veel is, is de afwijking positief en is er meestal een weegfout gemaakt. De kans dat er van buitenaf zomaar poeder 'bijwaait' is immers heel klein.

3.5 Algemene bereidingsprincipes

Bij recepteren kun je uit het recept of het bereidingsvoorschrift afleiden hoeveel werkzame stof en hoeveel hulpstof je moet afwegen. Dit kan zijn aangeduid als de exacte hoeveelheid die je voor de bereiding nodig hebt. In dat geval hoef je zelf niets uit te rekenen, maar vaak is het niet zo eenvoudig.

De hoeveelheden werkzame stof en hulpstof kunnen namelijk ook gegeven zijn voor één capsule, terwijl je er meer moet maken. Op het recept staat in zo'n geval bijvoorbeeld 'F. caps. d.t.d. no. ...'. F. staat voor Fac en dat betekent: Maak. D.t.d. betekent 'geef zodanige hoeveelheden'. Hiermee wordt bedoeld dat elke capsule de op het recept aangegeven hoeveelheden moet bevatten.

Ook kan de hoeveelheid werkzame stof en hulpstof zijn opgegeven voor een andere hoeveelheid van het preparaat dan de hoeveelheid die je moet bereiden.

Tot slot van deze paragraaf zie je een voorbeeld van een protocol waarin een poedermengsel wordt gemaakt.

Voorbeeld
Protocol

R/

Acidum salicylicum (*90*)	6 g
Alumen crystallicum	1,84 g
Oryzae amylum	10 g
Talcum	79,16 g
Zinci stearas	3 g

m.f. aluinstrooipoeder

Werkplan
Fijnwrijven van het aluminiumkaliumsulfaat (= alumen).
Zeven van het fijngewreven aluminiumkaliumsulfaat door zeef no. 90.
Mengen van het aluminiumkaliumsulfaat met achtereenvolgens het zinkstearaat, salicylzuur, rijstzetmeel (oryzae amylum) en de talk. Vermijd stuiven met talk, omdat talk irritatie kan veroorzaken van de ademhalingswegen.
Haal met een schrapkaartje de stof regelmatig los van de wand van de mortier.
Bereken het verlies.
Opbrengst = ... g.

3.6 **Verwrijvingen**

Het kan voorkomen in de apotheek dat je voor een bereiding een werkzame stof nodig hebt die je niet als zodanig kunt bestellen. De werkzame stof bevindt zich dan wel in de apotheek, maar bijvoorbeeld in de vorm van een tablet of een *verwrijving*. Er is dan een bijzondere bewerking nodig.

Soms – zoals bij een individuele bereiding op recept – moet er een hoeveelheid geneesmiddel worden verwerkt die onder de minimale verantwoord af te wegen hoeveelheid van 50 mg ligt. Een goede oplossing is gewoon meer te bereiden dan voor het recept nodig is. Hier komen echter de kosten om de hoek kijken. Wat je meer bereidt moet je immers weggooien en als het om dure grondstoffen gaat, doe je dit niet zo snel. Je besluit eerder een verwrijving te maken die je kunt bewaren voor een volgende gelegenheid. Risico's van het gebruik van verwrijvingen zijn: rekenfouten en geen homogeniteit.

In principe maken we een verwrijving $1 = 10$ of $1 = 100$ of $1 = 1000$, omdat het gemakkelijk rekenen is (1 g werkzame stof in 10 g (of 100 of resp. 1000 g) verwrijving).

Voor elke specifieke verwrijving dient een apart werkformulier met bereidingsvoorschrift te worden opgesteld. Voor het maken van verwrijvingen is een LNA-procedure aanwezig (zie Kennisbank KNMP). Bij de bereiding van een verwrijving gebruiken we meestal een hulpstof die toch al gebruikt wordt bij het bereiden van de toedieningsvorm, bijvoorbeeld microkristallijne cellulose (Avicel®).

Voorbeeld 1
Van 50 mg geneesmiddel maak je een verwrijving $1 = 100$. Je hebt behalve vulstof 50 mg kleurstof toegevoegd.

Gevraagd
Hoeveel mg lactose heb je toegevoegd?

Oplossing
$1 = 100 = 1$ mg $+ 99$ mg vulstof $= 100$ mg verwrijving.
50 mg betekent $50 \times 100 = 5000$ mg verwrijving.
5000 – 50 mg geneesmiddel – 50 mg kleurstof $= 4900$ mg lactose.

Voorbeeld 2
Je hebt een mengsel van atropinesulfaat en lactose gemaakt.
De atropineconcentratie is $1 = 100$.

Gevraagd
Hoeveel mg mengsel komt overeen met 1,25 mg atropinesulfaat?

Oplossing
$1 = 100$ betekent 1 mg $+ 99$ mg vulstof $= 100$ mg verwrijving.
1,25 mg $\times 100 = 125$ mg mengsel (verwrijving).

3

Voorbeeld 3
Op voorraad is een verwrijving met digoxine 1 = 100.

Gevraagd
Hoeveel mg van deze verwrijving is nodig voor veertig capsules die elk 0,2 mg digoxine bevatten?

Oplossing
Er is 40 × 0,2 = 8 mg digoxine nodig. Je hebt een verwrijving 1 = 100; dit betekent 1 mg in 100 mg verwrijving, je hebt dus nodig 8 × 100 mg = 800 mg verwrijving.

Capsules

Samenvatting

Een capsule is de meest gemaakte vaste toedieningsvorm in bereidende apotheken. Het voordeel van een capsule is dat de eventueel nare smaak of geur van het geneesmiddel gemaskeerd wordt en dat de patiënt precies de goede hoeveelheid in één keer kan innemen. Capsules bestaan uit een wand van gelatine die wordt gevuld met een poedermengsel. Afhankelijk van de soort en de hoeveelheid werkzame stof per capsule zijn er verschillende manieren om een goed stromend poedermengsel te maken om de capsules mee te vullen. Vanzelfsprekend moeten tijdens en na het bereidingsproces alle controlestappen gezet worden. Tot slot moeten capsules op de juiste manier verpakt en van een correcte houdbaarheidsdatum voorzien worden.

© Bohn Stafleu van Loghum is een imprint van Springer Media B.V., onderdeel van Springer Nature 2021
Y. M. Groot-Padberg, *Bereiden en aseptisch handelen*, Basiswerk AG,
https://doi.org/10.1007/978-90-368-2649-5_4

4.1 Inleiding en leerdoelen

Een capsule is de meest gemaakte vaste toedieningsvorm in bereidende apotheken. Het voordeel van een capsule is dat de eventueel nare smaak of geur van het geneesmiddel gemaskeerd wordt en dat de patiënt precies de goede hoeveelheid in één keer kan innemen. Capsules bestaan uit een wand van gelatine die wordt gevuld met een poedermengsel.

Leerdoelen

Je kunt:

- de werkzame stoffen en hulpstoffen berekenen vanuit een recept of bereidings-voorschrift;
- uitleggen hoe je heel kleine hoeveelheden werkzame stoffen verwerkt;
- beschrijven hoe je capsules maakt met werkzame stoffen die alleen in tabletvorm aanwezig zijn;
- beschrijven hoe je capsules maakt uit werkzame stoffen en hulpstoffen met behulp van een capsulevulapparaat;
- uitleggen hoe je de juiste capsulemaat kiest;
- de eindcontrole van de capsules uitvoeren.

4.2 Bereiden van capsules

De capsule bestaat uit twee delen: de capsule'body' (onderkant) en de capsule'cap' (bovenkant). De capsulewand laat waterdamp door. Dat betekent dat de capsules op een relatief droge plaats moeten worden bewaard: bij voorkeur bij een relatieve luchtvochtigheidsgraad van 35–60 % en op kamertemperatuur. Bij een lagere relatieve vochtigheid worden de capsules bros en breken ze snel. Bij een hogere relatieve vochtigheid worden ze kleverig en plakken ze aan elkaar.

Voor de bereiding van capsules zijn onder andere nodig:

- melamine mortier en stamper of ruwstenen mortier met stamper om stoffen fijn te wrijven en tot een homogeen poedermengsel te mengen;
- poederpapier om stoffen af te wegen;
- maatcilinder;
- capsulevulapparaat.

4.2.1 Bereiding

Capsules bevatten een mengsel van één of meer werkzame stoffen met een vulstof en soms een glijmiddel. Als vulstof wordt meestal microkristallijne cellulose (Avicel® PH-102) gebruikt. Deze stof heeft een deeltjesgrootte van ongeveer 100 micrometer. Dat komt overeen met de meest gebruikte werkzame stoffen in capsules. Bovendien stroomt deze stof goed, waardoor het poedermengsel gemakkelijk te verwerken is. Lactose, een ander veelgebruikt vulmiddel, heeft veel slechtere stromingseigenschappen en is daarmee minder geschikt als vulstof voor capsules. Goed stromen van een poedermengsel betekent dat het poeder gelijkmatig en vlot uitgevuld kan worden. Vergelijk het maar met zand. Droog zand glijdt of stroomt gemakkelijk door de vingers, nat zand of

4

kleiachtig zand is veel korreliger en stroomt daardoor niet. Capsules worden op volume gevuld. De hoeveelheid vulstof waarmee aangevuld moet worden is afhankelijk van de aard en hoeveelheid stof, chargegrootte en de maat van de gebruikte capsules.

Op de KNMP kennisbank vind je een overzicht van de capsulenummers (maat) en het volume dat hoort bij het aantal te vullen capsules van de verschillende maten.

De poedervormige bestanddelen worden volgens de poedermengregels tot homogeen gemengd in een mortier. Vervolgens wordt gemeten hoeveel volume het poedermengsel heeft en wordt het poedermengsel aangevuld tot de hoeveelheid die nodig is.

Daarna wordt het poedermengsel uit de maatcilinder opnieuw gemengd tot homogeen.

Vervolgens wordt het mengsel met behulp van een capsulevulapparaat uitgevuld in de capsules. Om een goede gelijkmatige verdeling te krijgen is het van groot belang dat de stromingseigenschappen van het uit te vullen mengsel voldoende zijn.

Een eerste indruk van de stromingseigenschappen krijg je door het poedermengsel in de mortier goed te bekijken. Wanneer het mengsel stuift of plakt aan de stamper of mortier, is het niet goed. Als de stromingseigenschappen onvoldoende zijn, moet er een glijmiddel als colloïdaal siliciumoxide worden toegevoegd. Na afloop van de bereiding wordt gecontroleerd of alle capsules even goed gevuld zijn. Dat gebeurt door de bepaling van het gewicht van een aantal capsules. In ▶ par. 4.6 komen we daarop terug.

Voordat je capsules gaat bereiden, moet je de onderdelen en functies van het capsulevulapparaat en de werkwijze grondig hebben bestudeerd. Voor meer informatie verwijzen we naar de *Procedures capsules van het LNA* op de KNMP Kennisbank.

4.2.2 Aandachtspunten bij de bereiding van capsules

Bij de bereiding van capsules gelden de volgende aandachtspunten:
- Vulstoffen moeten goede stromingseigenschappen bezitten en mogen de werking en de houdbaarheid van het geneesmiddel niet nadelig beïnvloeden. Avicel® PH-102 voldoet hieraan.
- Om de stromingseigenschappen van een poedermengsel te verbeteren, wordt een glijmiddel toegepast: colloïdaal siliciumoxide (Aerosil® 200 V). In veel gevallen voldoet een hoeveelheid van 1 mg colloïdaal siliciumoxide per capsule. Hierdoor ontstaat een gelijkmatige verdeling en wordt het verlies ten gevolge van statisch gedrag van de stof verkleind. Het voorgaande is bijvoorbeeld het geval bij lithiumcarbonaatcapsules uit het *FNA*. Een zeer kleine afgewogen hoeveelheid Aerosil® 200 V voegen we ook toe aan paracetamol (500–90) capsule, capsules met acetylsalicylzuur, capsules met carbasalaatcalcium en capsules met fenytoïne.
- In de *LNA-procedures* over het bereiden van capsules heeft men de bereiding opgedeeld in:
  - capsules met een hoge dosering aan geneesmiddelen (farmaca), dat wil zeggen met meer dan 50 mg aan werkzame stof of een mengsel van werkzame stof per capsule;
  - capsules met een lage dosering aan geneesmiddelen (farmaca), dat wil zeggen met 50 mg of minder aan werkzame stof of een mengsel van werkzame stof per capsule.

4.2.3 Bereiden van capsules met een hoge dosering aan geneesmiddelen of met een mengsel van geneesmiddelen

Hierna volgen puntsgewijs de stappen bij de bereiding van capsules met een hoge dosering aan geneesmiddelen of met een mengsel van geneesmiddelen.

Werkwijze

1. Weeg de farmaca en eventueel watervrije colloïdaal siliciumoxide (Aerosil® 200 V) af.
2. Breng – indien de capsule meer dan één werkzaam bestanddeel bevat – eerst een kleine hoeveelheid van het hooggedoseerde werkzame bestanddeel in een mortier.
3. Voeg dan het watervrije colloïdaal siliciumoxide toe en als het een mengsel betreft eerst het geneesmiddel met de laagste dosering; meng zorgvuldig na iedere toevoeging.
4. Voeg dan de rest van het hooggedoseerde geneesmiddel toe en meng weer heel zorgvuldig (dus: eerst twee, dan drie en dan vier).
5. Breng het poedermengsel over in een schone en droge maatcilinder en bepaal het volume van het mengsel. Noteer dit op het bereidingsprotocol. Tik daarbij zo min mogelijk met de maatcilinder op het werkblad, hoogstens een- of tweemaal. Hiermee voorkom je dat het mengsel zich sterk verdicht, dus erg in elkaar zakt.
6. Tarreer de maatcilinder met het poedermengsel (=0-stand).
7. Vul nu het poedermengsel in de maatcilinder aan met vulstof microkristallijne cellulose (Avicel® PH-102) tot het juiste volume. Tik driemaal licht met de maatcilinder op het werkblad, kijk dan nog eens naar het volume; is dit iets gezakt, doe dan nog wat vulstof erbij totdat het juiste volume bereikt is.
8. Weeg de gevulde maatcilinder. Het gevonden gewicht is de hoeveelheid vulstof die je hebt moeten toevoegen tot het juiste volume. Dit is het totaalgewicht van je vulstof. Noteer dat op je bereidingsprotocol en vraag een controleparaaf.
9. Breng nu de inhoud van de maatcilinder over in een mortier en meng zeer zorgvuldig tot homogeen.
10. Verdeel het mengsel vervolgens *lege artis*[1] (letterlijk: volgens de regelen der kunst, oftewel: zoals het hoort) over de capsules en maak de capsules volgens het bedieningsvoorschrift dat bij een handbediend capsule-vul-en-sluitapparaat (tafelapparaat) hoort.

4.2.4 Bereiden van capsules met een lage dosering aan geneesmiddelen of met een mengsel van geneesmiddelen

Hierna volgen puntsgewijs de stappen bij de bereiding van capsules met een lage dosering aan geneesmiddelen of met een mengsel van geneesmiddelen.

---

1 *Lege artis* is een oud begrip dat bij bereidingen nog vaak gebruikt wordt. Lege artis betekent 'volgens de regels der kunst'.

4

Werkwijze

1. Weeg de farmaca en eventueel watervrij colloïdaal siliciumdioxide af. Schat het volume van de farmaca.
2. Beslis welke capsulemaat moet worden gebruikt: zo klein mogelijk, maar de farmaca mogen niet meer dan 25 % van het volume uitmaken. Noteer de maat op het bereidingsprotocol. Noteer tot welk volume met vulstof moet worden aangevuld. Gebruik in elk geval de hier als tweede beschreven inpakmethode indien de hoeveelheid werkzame stof < 10 mg is.
3. Tarreer een maatcilinder. Vul de maatcilinder met vulstof tot 50–75 % van het volume tot waar moet worden aangevuld.
4. Breng een kleine hoeveelheid vulstof uit de maatcilinder in een mortier en wrijf deze uit. Voeg dan achtereenvolgens toe het watervrij colloïdaal siliciumdioxide (indien van toepassing) en het laaggedoseerde farmacon of de laaggedoseerde farmaca. Meng na iedere toevoeging. Voeg de rest van de vulstof uit de maatcilinder toe en meng.
5. Breng het mengsel onder zo nu en dan tikken over in de getarreerde maatcilinder en vul aan met vulstof tot het benodigde volume. Tik nogmaals tot de massa nog maar weinig inzakt. Vul zo nodig weer aan met vulstof tot volume.
6. Weeg de gevulde maatcilinder. Het gevonden gewicht is het gewicht van de inhoud (= totaalgewicht). Noteer dit op het bereidingsprotocol.
7. Bereken de hoeveelheid gebruikte vulstof door van het totaalgewicht het gewicht van de grondstoffen zonder de vulstof, af te trekken. Noteer die hoeveelheid op het bereidingsprotocol en vraag een controleparaaf.
8. Breng de inhoud van de maatcilinder over in de mortier en meng.
9. Verdeel het mengsel vervolgens lege artis over de capsules en maak de capsules volgens het bedieningsvoorschrift dat bij een handbediend capsule-vul-en-sluitapparaat (tafelapparaat) hoort.

Inpakmethode

1. Tarreer een maatcilinder.
2. Vul de maatcilinder met vulstof tot circa 75 % van het volume tot waar moet worden aangevuld.
3. Spreid een gedeelte van de vulstof uit de maatcilinder uit in een roestvrijstalen mortier, voeg dan achtereenvolgens toe het watervrij colloïdaal siliciumdioxide (indien van toepassing) en het laaggedoseerde farmacon of de laaggedoseerde farmaca en bedek dit met de rest van de vulstof uit de maatcilinder.
4. Meng tot homogeen met een melamine stamper.
5. Breng het mengsel onder zo nu en dan tikken over in de getarreerde maatcilinder en vul aan met vulstof tot het benodigde volume. Tik nogmaals tot de massa nog maar weinig inzakt. Vul zo nodig weer aan met vulstof tot volume.
6. Weeg de gevulde maatcilinder. Het gevonden gewicht is het gewicht van de inhoud (= totaalgewicht). Noteer dit op het bereidingsprotocol.
7. Bereken de hoeveelheid gebruikte vulstof door van het totaalgewicht het gewicht van de grondstoffen zonder de vulstof, af te trekken. Noteer die hoeveelheid op het bereidingsprotocol en vraag een controleparaaf.
8. Breng de inhoud van de maatcilinder over in de mortier en meng.

9. Verdeel het mengsel vervolgens lege artis over de capsules en maak de capsules volgens het bedieningsvoorschrift dat bij een handbediend capsule-vul-en-sluitapparaat (tafelapparaat) hoort.

4.3 Bereiden van capsules met Primojelcapsulevulmengsel FNA

Primojelcapsulevulmengsel FNA is een mengsel dat is samengesteld uit diverse hulpstoffen waaronder zwaar calciumwaterstoffosfaat, een zetmeelverbinding en Aerosil®.

Bij sommige stoffen is het bij gebruik van Avicel® PH-102 als vulstof moeilijk om een voldoende homogene verdeling van het geneesmiddel over de capsules te verkrijgen. Bij kaliumjodidecapsules FNA ligt de oorzaak in ontmenging als gevolg van het verschil in relatieve dichtheid tussen kaliumjodide en microkristallijne cellulose. Om deze reden is gekozen voor Primojelcapsulevulmengsel FNA als vulstof.

Ook kunnen de stromingseigenschappen van stoffen zo slecht zijn dat hier de vulstof Avicel® PH-102 niet als vulstof kan worden gebruikt. Hiervan is met name bij corticosteroïden sprake. De stromingseigenschappen van stoffen als dexamethason en prednisolon zijn namelijk zo slecht, dat we daarom gebruikmaken van het Primojelcapsulevulmengsel FNA.

Tijdens de bereiding met corticosteroïden in een capsule wordt gebruikgemaakt van de inpakmethode (zie hiervoor). Dit houdt in dat de helft van het vulmengsel in een roestvrijstalen mortier wordt uitgespreid, het corticosteroïd daarop wordt gebracht en dit wordt bedekt met de rest van de vulstof. Daarna wordt pas gemengd. Op deze manier blijkt verlies van het corticosteroïd, en daarmee ook blootstelling van de bereider aan deze stof, beperkt te blijven tot een minimum. De inpakmethode is ook geschikt voor het verwerken van kleurstoffen. De capsules moeten bereid worden onder afzuiging (zie ◘ fig. 4.1).

De grondstof prednisolon heeft zelfs zulke slechte stromingseigenschappen dat aanbevolen wordt om prednisoloncapsules te bereiden uit Prednisoloncapsulevulmengsel 150 mg/g FNA en Primojelcapsulevulmengsel FNA, enerzijds vanwege een zo laag mogelijke belasting van de bereider, anderzijds vanwege de optimale verhouding prednisolon/vulmengsel met betrekking tot de stromingseigenschappen.

Bij de bereiding van het capsulevulmengsel is gebruikgemaakt van gemicroniseerde prednisolon.

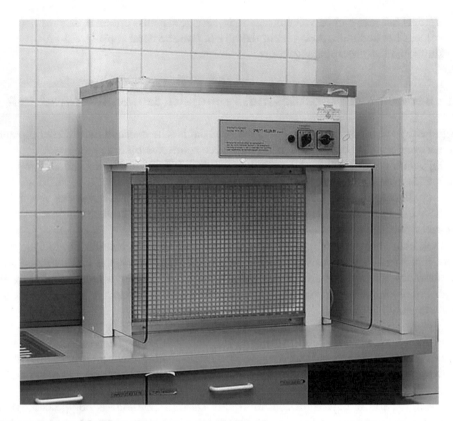

◘ Figuur 4.1   Stofafzuigkast. (Bron: ▶ www.spruyt-hillen.nl)

4.4 Bereiden van capsules met de oplosmethode

Als van een zeer sterk werkzaam geneesmiddel een hoeveelheid van 5 mg of minder in capsules verwerkt moet worden, kun je gebruikmaken van de oplosmethode. De oplosmethode kan toegepast worden voor bijvoorbeeld diazepam en fenylbutazon, als er tenminste een geschikt oplosmiddel voorhanden is.

De sterk werkzame stof wordt in het snel verdampend oplosmiddel opgelost, waarna met de vulstof (microkristallijne cellulose) gedempt wordt, dat wil zeggen: er wordt gemengd tot het poeder volkomen droog is en de geur van het oplosmiddel niet meer waarneembaar is. Deze methode geeft een betere garantie voor een goede verdeling van het geneesmiddel. Omdat er een organisch oplosmiddel wordt toegepast, werk je onder afzuiging van de damp, bijvoorbeeld in een zuurkast of dampafzuigkast. Veelgebruikte organische oplosmiddelen zijn dichloormethaan en aceton. Deze stoffen verdampen snel en laten geen resten in het poedermengsel achter. Ze zijn bij inademing echter giftig. Werken in een zuurkast of dampafzuigkast is dan op grond van arborichtlijnen nodig om de bereider te beschermen.

Voor een beschrijving van de oplosmethode wordt verwezen naar de *Procedure capsules, bereiding met lage dosering farmaca met de oplosmethode* (zie KNMP Kennisbank).

4.5 Aanpassen aan handelspreparaat met gebruik van tabletten

Het komt voor dat de werkzame stof niet op voorraad aanwezig is of soms niet eens verkrijgbaar is. Als je dan bijvoorbeeld voor kinderen capsules met afwijkende sterkten moet maken, kun je gebruikmaken van handelspreparaten waarin de stof wel aanwezig is, zoals tabletten. Niet alle tabletten kunnen in capsules worden verwerkt. Alleen 'gewone' tabletten (waaronder ook dragees) zijn in principe geschikt om tot poeder te worden fijngewreven. Van maagsapresistente tabletten, tabletten met gereguleerde of verlengde afgifte en bruistabletten gaan de eigenschappen doorgaans verloren als zij worden fijngewreven. Houd rekening met problemen bij fijnmalen, vooral bij tabletten met een coating.

Omdat er verlies kan optreden als je precies het aantal tabletten gebruikt om de juiste hoeveelheid werkzame stof te verkrijgen, wordt in de *LNA-procedures* aanbevolen een overmaat tabletten te gebruiken en dan de juiste hoeveelheid af te wegen. (Zie het voorbeeld met oplossing a en b).

Voorbeeld
R/
Enalapril 1 mg
m.f. caps. d.t.d. no. LX
In voorraad zijn enalapriltabletten, die per stuk 5 mg enalapril als werkzame stof bevatten.

Gevraagd:
Hoeveel tabletten enalapril zijn nodig voor de bereiding?

Oplossing a:
(Hier gebruiken we precies het aantal tabletten dat nodig is om de juiste hoeveelheid werkzame stof te verkrijgen.)
- Voor de bereiding is $1 \times 60 = 60$ mg enalapril nodig.
- In voorraad zijn tabletten die 5 mg enalapril bevatten. In voorraad: 1 tablet bevat 5 mg enalapril. Je hebt 60 mg enalapril nodig. Dus $60 : 5 = 12$, er zijn dus twaalf tabletten nodig.

Deze twaalf tabletten worden fijngewreven en in de zestig capsules verwerkt. Je begrijpt dat het overbrengen van de fijngewreven tabletten naar de mortier waarin je de capsules gaat bereiden altijd enig verlies van de werkzame stof veroorzaakt. Al doe je dit overbrengen nog zo zorgvuldig! Het is daarom beter om oplossing *b* te gebruiken.

Oplossing b:
(Hier gebruiken we een overmaat van de tabletten en wegen de juiste hoeveelheid af om de werkzame stof te verkrijgen.)
- Voor de bereiding is $1 \times 60 = 60$ mg enalapril nodig.
- In voorraad zijn tabletten die 5 mg enalapril bevatten.
- Bij de berekening in oplossing *a* zien we dat er twaalf tabletten nodig zijn. Maar nu gebruiken we dertien tabletten.

— Het gewicht van één tablet is 80 mg, dus dertien tabletten wegen
13 × 80 mg = 1040 mg.* We wrijven deze tabletten fijn en wegen 960 mg van het
fijngewreven mengsel af (12 × 80 mg). Dit mengsel bevat nu: 60 mg enalapril.

* In de praktijk weeg je dertien tabletten, kijk je hoeveel deze wegen om vervolgens
uit te rekenen hoeveel je moet afwegen; dit kan tijdens de theorielessen niet, vandaar
deze tussenstap.

In de LNA-procedure Capsules wordt alleen oplossing b beschreven. Neem een overmaat van ten minste één tablet meer dan de berekende hoeveelheid, maar gebruik minimaal tien tabletten.

4.6 Kwaliteitseisen capsules

Voor, tijdens en na de bereiding van capsules vindt een aantal kwaliteitscontroles plaats.

4.6.1 Kwaliteitscontrole

1. Homogeniteit.
2. Doseernauwkeurigheid.
3. Indeuken van de capsules.
4. Afwijking van het gewicht van de inhoud van de capsule. Dit percentage geeft in
   principe het verlies weer als gevolg van handelingen tijdens de bereiding van het
   poedermengsel, zoals restanten in de mortier en knoeien. Normaal gesproken is dit
   verlies kleiner dan 3 %. NB Als de afwijking veel groter is dan 3 % kan dit wijzen
   op een fout tijdens de bereiding, zoals een verkeerde afweging of een rekenfout.
5. Spreiding. De spreiding geeft een indruk van de verdeling van de capsules; met
   andere woorden: de gelijkmatigheid van gewicht van de capsules. In theorie zouden
   de capsules allemaal evenveel moeten wegen. In de praktijk ontstaan er als gevolg
   van het verdelen geringe gewichtsverschillen. Aan deze gewichtsspreiding tussen
   de capsules worden eisen gesteld. De spreiding wordt in een getal uitgedrukt: de
   relatieve standaarddeviatie (rsd). Dit getal moet kleiner zijn dan 3 % bij capsules
   vanaf 300 mg en kleiner dan 4 % voor capsules tot 300 mg. De relatieve standaarddeviatie wordt via een programma, gekoppeld aan de balans (in de printer inge-
   steld), uitgerekend. Je kunt ook een geschikte rekenmachine gebruiken.

Je kunt het gewicht en de spreiding daarvan bij capsules ook handmatig controleren.

4.6.2 Werkwijze bij de controle van een eindproduct

Bij de controle van het eindproduct wordt gebruikgemaakt van de *Procedure Capsules*
van het LNA (zie KNMP Kennisbank).
    Aan de hand van een voorbeeld bespreken we de verschillende stappen bij de con-
trole van het eindproduct.

Voorbeeld
R/
Paracetamolum 250 mg
Avicel® q.s.
m.f.l.a. caps. d.t.d. no. 60

Stap 1
Aan het eind van elke bereiding worden tien willekeurige capsules gewogen en wordt
het gemiddeld gewicht bepaald. Voor het bepalen van de gewichtsspreiding heb je
het gemiddelde gewicht van een volle en een lege capsule nodig. Een gemiddeld
capsulegewicht bepalen:
- Weeg tien willekeurig gekozen capsules en noteer van elk het gewicht.
- Tel alle gewichten bij elkaar op en deel dit door tien; dan heb je het gemiddeld
  gewicht van een volle capsule.
- Weeg tien lege capsules. Lees het getal af dat op de balans wordt vermeld en deel
  dit door tien. Je hebt dan het gemiddeld gewicht van een lege capsule.

Gevraagd:
Bereken het gemiddelde van de volgende gevulde capsules:

capsule 1 weegt 364 mg	capsule 6 weegt 363 mg
capsule 2 weegt 361 mg	capsule 7 weegt 368 mg
capsule 3 weegt 358 mg	capsule 8 weegt 372 mg
capsule 4 weegt 364 mg	capsule 9 weegt 364 mg
capsule 5 weegt 365 mg	capsule 10 weegt 332 mg

Oplossing:
Het gemiddelde van deze tien capsules is
$364 + 361 + 358 + 364 + 365 + 363 + 368 + 372 + 364 + 332 = 3611$ mg : $10 = 361,1$ mg

Stap 2
Vul de juiste gegevens bij uiterlijk in.

Stap 3
Hier vul je het theoretisch gewicht in; het theoretisch gewicht is het gewicht dat in
de capsules zit (dus zonder het gewicht van de capsules zelf). Je telt alle afgewogen
hoeveelheden bij elkaar op (die van het geneesmiddel en van de hulpstof) en deelt dit
door de chargegrootte. Vul dit in op het protocol bij de letter 'e'.
Chargegrootte is het aantal capsules dat je maakt.

4

Voorbeeld
Je hebt het recept uit het voorbeeld voor LX-capsules; hiervoor heb je 15 g paracetamol en 3,46 g hulpstof afgewogen.

Gevraagd:
Wat is nu het theoretisch gewicht?

Oplossing:
Het theoretisch gewicht is 15 g + 3,46 g = 18,46 g voor zestig capsules.
18,46 g = 18460 mg : 60 = 307,67 mg.

Stap 4
Vul een getal achter de letter 's' in. Dit gegeven staat op je printstrook onder het gemiddeld gewicht. Let op: net als het gemiddeld gewicht staat ook de standaardafwijking in *grammen* op je printstrook.

Stap 5
De volgende stap is het bepalen van het gemiddeld gewicht van de inhoud. Dit wordt met de letter 'c' weergegeven en berekend door a van b af te trekken.
Het gemiddeld gewicht van de gevulde capsules bedraagt 361,1 mg (dit is de letter a); het gemiddelde gewicht van een lege capsule bedraagt 54,9 mg (dit is de letter b).
c = a − b; het gemiddeld gewicht van de inhoud in mg 361,1 mg − 54,9 mg = 306,2 mg.

Stap 6
De relatieve standaardafwijking wordt weergegeven met de letters *rsd*. Je kunt de rsd uitrekenen door 's' te delen door 'c' en de uitkomst vervolgens te vermenigvuldigen met 100 %.
In stap 5 is het gemiddeld gewicht van de inhoud 306,2 mg. Op de printstrook zie je dat 's' bijvoorbeeld 0,0083 *g* bedraagt: 0,0083 g = 8,3 mg.
Nu invullen: (8,3 : 306,2) × 100 % = 0,0271064 × 100 % = 2,7 %.
c = 306,2 mg; dit is meer dan 300 mg, dan mag de rsd maximaal 3 % bedragen. De capsules zijn dus goedgekeurd. Vergeet dit niet bij je eindcontrole te vermelden.

Stap 7
Hier controleer je het verschil tussen het gemiddeld en theoretisch gewicht. Zo controleer je of je tijdens het bereiden of vullen van de capsules netjes gewerkt hebt; dus of er niet te veel verlies is opgetreden van je grondstoffen.
Dit gebeurt door 'e' van 'c' af te trekken, vervolgens delen door 'e' en daarna vermenigvuldigen met 100 %.
Dus 306,2 − 307,67 mg = (−1,47 : 307,67) × 100 % = − 0,478 %; 'v' = − 0,478 %.
De eis die aan capsules gesteld wordt, is dat 'v' tussen de + 3 % en de − 3 % ligt.
Conclusie: de capsules zijn akkoord. Vergeet niet dit te vermelden.
NB Het basiswerk *Farmaceutisch Rekenen* biedt ook over dit onderwerp rekenopgaven.

Stap 8
Verpakking: pak de juiste verpakking die bij deze bereiding hoort. Zoals al eerder vermeld zijn capsules heel gevoelig voor luchtvochtigheid. Ze moeten daarom verpakt worden in goed gesloten kunststof of glazen flacons.
Etikettering: op de etikettering moet vermeld worden dat de patiënt de capsules niet mag openmaken en ze heel moet doorslikken. Bij grote capsules is het aan te bevelen ze zo veel mogelijk in staande of zittende houding in te nemen met veel water. Capsules kunnen namelijk aan de slokdarmwand blijven plakken, waar ze schade kunnen veroorzaken.
Verder moet op het etiket zo veel mogelijk de samenstelling per capsule worden vermeld, dus de werkzame stof en de eventuele hulpstoffen, inclusief het mespuntje colloïdaal siliciumoxide.
Analyse: vult het laboratorium in als de capsules daar worden gecontroleerd. Vul hier dus 'nee' in.
Bewaar- en gebruikstermijnen van capsules: voor capsules gelden verschillende bewaartermijnen voor thuis en in de apotheek. Voor capsules die op voorraad zijn gemaakt is de bewaartermijn in de apotheek over het algemeen drie jaar. Worden capsules in een voorraadpot bewaard die regelmatig aangebroken wordt om gedeelten uit af te leveren, dan kunnen de capsules nog maar één jaar worden bewaard.
Na aflevering kan de patiënt capsules nog één jaar bewaren of gebruiken, mits ze droog bewaard worden.

4.6.3 Verpakken en etiketteren

❯ Bewaarcondities
Capsules moeten worden afgeleverd in een flacon met schroefdeksel. Voor lichtgevoelige stoffen moet altijd een bruine flacon worden gebruikt. Bij sterk hygroscopische stoffen (= stoffen die water aantrekken) moet een droogmiddel in de flacon worden toegevoegd.
Op het voorraadetiket moeten houdbaarheid en bewaarcondities van de niet-aangebroken verpakking en na aanbreken worden vermeld.

Rectale toedieningsvormen

Samenvatting

Als het geneesmiddel in het laatste gedeelte van de darm moet werken, of als de patiënt slikproblemen heeft, worden geneesmiddelen verpakt in zetpillen of klysma's. Slikproblemen kunnen voorkomen bij kinderen of bij volwassenen met verminderd bewustzijn. Ook bij ernstige misselijkheid en braken schrijft de arts nog weleens zetpillen voor. Een zetpil (suppositorium) is een torpedovormige of kegelvormige toedieningsvorm met een gewicht van 1 tot 3 gram die rectaal (via de anus) wordt ingebracht. Een klysma is een vloeistof die rectaal ingebracht wordt. Verschillende stoffen dienen als basis en hulpstoffen bij de bereiding van zetpillen. Het volume van een klysma hangt af van het doel en de op te lossen stof. Met behulp van in-procescontroles en eindcontroles wordt de kwaliteit van het eindproduct bewaakt. Ook aan de verpakkingsvorm zijn eisen verbonden.

© Bohn Stafleu van Loghum is een imprint van Springer Media B.V., onderdeel van Springer Nature 2021
Y. M. Groot-Padberg, *Bereiden en aseptisch handelen*, Basiswerk AG,
https://doi.org/10.1007/978-90-368-2649-5_5

5.1 Inleiding en leerdoelen

Dit hoofdstuk gaat over zetpillen en oplossingen of suspensies voor rectaal gebruik: klysma's.

Als het geneesmiddel in het laatste gedeelte van de darm moet werken, of als de patiënt slikproblemen heeft, worden geneesmiddelen verpakt in zetpillen of klysma's. Slikproblemen kunnen voorkomen bij kinderen of bij volwassenen met verminderd bewustzijn. Ook bij ernstige misselijkheid en braken schrijft de arts nog weleens zetpillen voor.

Een zetpil (suppositorium) is een torpedovormige of kegelvormige toedieningsvorm met een gewicht van 1 tot 3 gram die rectaal (via de anus) wordt ingebracht. Een klysma is een vloeistof die rectaal ingebracht wordt. Het volume van een klysma wordt bepaald aan de hand van het doel waarvoor het gebruikt wordt en door de vraag of er stoffen in opgelost moeten worden. Als het volume te klein is om er een bepaalde stof in op te lossen, wordt soms voor een groter volume gekozen. Aan de andere kant mag een groter volume het slijmvlies van de endeldarm niet te veel irriteren.

Leerdoelen

Je kunt:
- uitleggen wat de verschillende stoffen zijn die als basis en hulpstoffen voor de bereiding van zetpillen worden gebruikt;
- berekeningen bij de bereiding van zetpillen uitvoeren;
- beschrijven hoe je de zetpilbasis smelt, met de werkzame bestanddelen mengt en in de zetpilvormen uitgiet;
- in-procescontroles en eindcontroles uitvoeren van zetpillen en klysma's;
- uitleggen welke stoffen bij de bereiding van klysma's gebruikt worden;
- beschrijven hoe een geneesmiddel verwerkt kan worden in een klysma.

5.2 Bereiden van zetpillen

In ▶ H. 10 van het boek *Productzorg voor apothekersassistenten* vind je de basis van zetpilbereidingen. Zetpillen bestaan meestal uit een lipofiele (vet)basis, soms uit een hydrofiele basis (macrogol). Hulpstoffen worden toegevoegd om een betere kwaliteit zetpillen te verkrijgen.

5.2.1 Berekenen van de hoeveelheid zetpilbasis

De hoeveelheid zetpilbasis is afhankelijk van de inhoud van de zetpilvorm die gebruikt wordt om de zetpillen te maken. Meestal gebruikt men voor volwassenen een vorm van 2 tot 3 ml en voor kleine kinderen een vorm van 1 ml.

In de apotheek hebben we vormen van 2,3 ml en 2,8 ml voor volwassenen en grotere kinderen. Voor baby's en kleuters gebruiken we zetpilvormen van 1,2 ml.

Om de hoeveelheid zetpilbasis te berekenen, werken we met een aantal begrippen: vulgewicht of vulwaarde, verlies en overmaat, verdringingsfactor en relatieve dichtheid van de zetpilbasis (◘ fig. 5.1). Op deze begrippen gaan we hierna in.

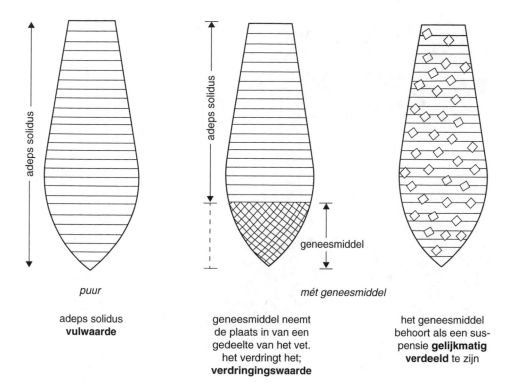

puur

adeps solidus
vulwaarde

mét geneesmiddel

geneesmiddel neemt
de plaats in van een
gedeelte van het vet.
het verdringt het;
verdringingswaarde

het geneesmiddel
behoort als een sus-
pensie **gelijkmatig
verdeeld** te zijn

◘ Figuur 5.1   Suppositoria

NB. Het basiswerk *Farmaceutisch Rekenen* biedt ook voor dit onderwerp rekenvoorbeelden en opgaven.

Vulgewicht of vulwaarde

Het zal duidelijk zijn dat een zetpil gemaakt met een vorm van 3 ml méér weegt dan
een zetpil uit een vorm van 2 ml. Ook de zetpilbasis (adeps solidus of macrogol) heeft
invloed op het gewicht van een zetpil. Het vulgewicht, ook wel de vulwaarde genoemd, is
de hoeveelheid zetpilbasis per geheel gevulde zetpilvorm.

In de zetpilvoorschriften wordt uitgegaan van de patiëntvriendelijke FNA-zetpilvormen.
De vulgewichten van deze zetpilvormen zijn weergegeven in ◘ tab. 5.1.

Je mag een zetpil van 1,15 ml gebruiken als er tot 125 mg aan vaste stof wordt verwerkt. Je mag dit alleen als er twintig of meer zetpillen worden bereid. Is dit niet het
geval dan moet de 2,3-ml-vorm worden gekozen. De reden is dat er anders met veel te
weinig zetpilbasis wordt gewerkt, wat fouten in de hand werkt.

Verlies en overmaat

Bij het bereiden van zetpillen treedt verlies op: er blijft wat achter in je mortier of in spuitflessen
en bij het uit de vormen halen van de zetpillen, beschadigen er altijd wel een paar. Daarom maak
je altijd meer zetpillen dan je nodig hebt. Voor het afleveren van zes zetpillen ga je bij het berekenen ervan uit dat je er elf maakt (dus een overmaat van vijf zetpillen). In de LNA-procedures
staat een tabel waaruit je precies kunt aflezen hoeveel overmaat je neemt bij een bepaald aantal
zetpillen met verschillende volumes (◘ tab. 5.2).

■ Tabel 5.1   Vulgewichten van FNA-zetpilvormen

formaat zetpilvorm	werkzame stof per zetpil minder of gelijk aan	vulgewicht adeps solidus
1,15 ml	125 mg	1,07 g
2,3 ml	240 mg	2,08 g
2,8 ml	300 mg	2,61 g

■ Tabel 5.2   Aantal te bereiden zetpillen (chargegrootte) indien een bepaald aantal zetpillen moet worden afgeleverd

af te leveren aantal	chargegrootte (af te leveren aantal + overmaat)
6	11 (6 + 5)[a]
10	16 (10 + 6)[a]
20	28 (20 + 8)
30	41 (30 + 11)
40	51 (40 + 11)

[a]Deze chargegrootten zijn te klein indien zetpilvormen van 1,15 ml worden gebruikt. Zonder extra maatregelen geldt voor zetpilvormen van 1,15 ml een minimale chargegrootte van 20.

Verdringingsfactor

De zetpilvormen worden natuurlijk niet alleen met de zetpilbasis gevuld. De zetpilbasis mengen we met de werkzame bestanddelen en de eventuele hulpstoffen. Die nemen de plaats in van de adeps solidus; ze verdringen het uit de vorm. Meestal nemen we aan dat 1 gram geneesmiddel 0,65 gram vet uit de vorm verdringt; dit noemen we de verdringingsfactor (F).

De verdringingsfactor van 0,65 geldt niet voor alle geneesmiddelen. Er zijn stoffen die een hogere of een lagere verdringingsfactor hebben. Bijvoorbeeld: 1 gram lidocaïne verdringt 1 gram vet, dat wil zeggen dat er bij een zetpil met een vulgewicht van 3 gram – waarin 1 gram lidocaïne verwerkt is – maar 2 gram vet als zetpilbasis nodig is.

Bij een stof als zinkoxide ligt dat weer heel anders: daar verdringt 1 gram zinkoxide slechts 0,25 gram vet.

Als je de hoeveelheid zetpilbasis moet uitrekenen voor het maken van zetpillen, houd je rekening met:
- het aantal dat je moet afleveren;
- de overmaat;
- het vulgewicht;
- de verdringingsfactor.

Bij een aantal FNA-voorschriften is het al voor je uitgerekend; bijvoorbeeld: 240 mg paracetamol verdringt 170 mg adeps solidus. Voor de zetpillen die met de basis macrogol worden gemaakt, is de algemene verdringingsfactor (F): 0,85. Dit betekent dat 1 gram geneesmiddel 0,85 gram macrogolbasis verdringt.

We kunnen dit vastleggen in een formule:
- aantal af te leveren zetpillen: A
- overmaat: B
- totaal aantal te maken zetpillen: A + B
- vulgewicht (hoeveelheid zetpilbasis per zetpilvormpje): n
- hoeveelheid zetpilbasis zonder geneesmiddel: (A + B) × n

Let op dat je de hoeveelheid geneesmiddel per zetpil ook met (A + B) vermenigvuldigt.
Verdringingsfactor door geneesmiddel, bijvoorbeeld: F = 0,65.
De echte hoeveelheid zetpilbasis die je nu moet afwegen is:
(A + B) × n − (totale hoeveelheid geneesmiddel) × 0,65.

Verdringingswaarde = hoeveelheid geneesmiddel × verdringingsfactor

Opmerking. Om de rekenvaardigheden met verschillende getallen te oefenen, komen in de sommen in ▶ par. 5.2.2 af en toe waarden voor die afwijken van het LNA wat betreft overmaat, vulgewicht of verdringingsfactoren.

Relatieve dichtheid van de basis

Je ziet dat de verdringingsfactor ook afhankelijk is van de basis die voor de bereiding van de zetpillen gebruikt wordt; dat heeft te maken met de relatieve dichtheid van de basisstoffen. De verdringingsfactor wordt bepaald door de dichtheid van de basis te delen door de dichtheid van het geneesmiddel (zie ook ◘ fig. 5.1). Het LNA heeft op die manier voor allerlei geneesmiddelen en de verschillende zetpilbases de verdringingsfactoren berekend. Zie de LNA-procedure Zetpillen.

5.2.2 Rekenvoorbeelden

Voorbeeld 1
1 g van stof A verdringt 0,65 g zetpilbasis
(de verdringingsfactor = 0,65).

Gevraagd:
Hoeveel mg zetpilbasis wordt door 25 mg stof A verdrongen?

Oplossing:
1 g verdringt 0,65 g.
25 mg verdringt: (25:1000) × 650 = 16,3 mg.
Het is gemakkelijker om rechtstreeks met de verdringingsfactor te werken:
25 mg × 0,65 = 16,3 mg.

Voorbeeld 2
Gegeven:
In een zetpil is 300 mg stof B verwerkt.
De verdringingsfactor is 0,85.
De vulwaarde van de gebruikte vorm is 1,07 g.
Hoeveelheid zetpilbasis = vulwaarde – verdringingswaarde

Gevraagd:
Hoeveel milligram basis is voor deze zetpil nodig?

Oplossing:
Vulwaarde: 1070 mg.
Verdringingswaarde 300 mg paracetamol: 0,85 × 300 mg = 255 mg.
Nodig aan zetpilbasis per zetpil: 815 mg.
Berekend eindgewicht = hoeveelheid zetpilbasis + hoeveelheid geneesmiddel.

Voorbeeld 3
Gegeven:
In een zetpil wordt 300 mg bismutsubgallaat verwerkt, de verdringingsfactor van deze stof is volgens FNA 0,3. De vulwaarde is 2,61 g.

Gevraagd:
Hoeveel moet deze zetpil wegen (eindgewicht)?

Oplossing:

vulwaarde	2610 mg
verdringingswaarde 0,3 × 300	90 mg
vetbasis	2520 mg
geneesmiddel	300 mg
eindgewicht (vetbasis + geneesmiddel)	2820 mg

Voorbeeld 4
Gegeven:
Het berekend eindgewicht van een zetpil met 500 mg valproïnezuur is 2880 mg, het werkelijke gewicht blijkt 2850 mg te zijn.

Gevraagd:
Bereken de afwijking in mg en in procenten (met één decimaal).

Oplossing:
De afwijking is 2850 mg – 2880 mg = –30 mg.
In procenten: (30:2880 mg) × 100 % = –1,04 % of afgerond op één decimaal –1,0 %.

Rekenvoorbeelden uit de praktijk

Voorbeeld 1
Maak zes zetpillen met 500 mg paracetamol per zetpil.
Overmaat: vijf zetpillen.
Totaal te maken: elf zetpillen.
Vulgewicht per zetpil: 2,07 (een zetpilvormpje van 2,3 ml heeft voor adeps solidus een vulgewicht van 2,07 g).
Voor elf zetpillen zou je aan adeps solidus zonder geneesmiddel afwegen:
11 × 2,07 = 22,77 g.
Hoeveelheid geneesmiddel (paracetamol): 11 × 500 mg = 5500 mg = 5,50 g.
Verdringingsfactor: F = 0,65.
De 5,5 g paracetamol verdringt dus 5,5 × 0,65 = 3,575 g adeps solidus.
De echte hoeveelheid adeps solidus die je moet afwegen is:
22,77 g – 3,575 g = 19,195 g.
Laten we nu nog even kijken hoeveel één zetpil weegt met 500 mg paracetamol:
Hoeveelheid basis: 19,195 g.
Hoeveelheid paracetamol: 5,50 g.
Totaal: 24,695 g voor elf zetpillen, dus één zetpil weegt 2,245 g.

Voorbeeld 2
Maak vijf zetpillen met de volgende samenstelling per zetpil:
R/
Bismuthi subgallas 100 mg
Lidocainum 60 mg
Zinci oxidum 100 mg
Met een overmaat van vijf zetpillen.
Totaal te maken: tien zetpillen.
Vulgewicht per zetpil: 2,07 (een zetpilvormpje van 2,3 ml heeft voor adeps solidus (ad. sol.) een vulgewicht van 2,07 g).
Voor tien zetpillen zou je aan adeps solidus zonder geneesmiddel afwegen:
10 × 2,07 = 20,7 g.
Bij dit voorbeeld hebben we verdringingsfactoren die afwijken van de over het algemeen gebruikte verdringingsfactor F = 0,65.
Bismuthi subgallas heeft een verdringingsfactor F = 0,3.
Lidocainum F = 1,0.
Zinci oxidum F = 0,25.

Hoeveelheid van de geneesmiddelen:
De echte hoeveelheid adeps solidus die je moet afwegen, is:
20,7 g − 1,15 g = 19,55 g.

Bismuthi subgallas 10 × 100 mg = 1000 mg verdringt 1000 mg × 0,3 =	300 mg ad.sol. (a)
Lidocainum 10 × 60 mg = 600 mg verdringt 600 mg × 1,0 =	600 mg ad.sol. (b)
Zinci oxidum 10 × 100 mg = 1000 mg verdringt 1000 mg × 0,25 =	250 mg ad.sol. (c)
totaal geneesmiddel voor tien zetpillen is 2600 mg; deze hoeveelheid verdringt dus: 2,6 g geneesmiddel verdringt 1,15 g ad.sol	1150 mg (a + b + c) ad.sol

We kijken nog even hoeveel één zetpil weegt met de genoemde samenstelling:
Hoeveelheid basis: 19,55 g.
Hoeveelheid stoffen: 2,60 g.
Totaal: 22,15 g voor tien zetpillen, dus één zetpil weegt 2,215 g.
Bij de eindcontrole moeten we nagaan of het gewicht van de bereide zetpillen overeenkomt met het theoretisch berekende gewicht. Daarmee wordt gekeken of de juiste zetpilvorm is gebruikt. Verder wordt de *gewichtsspreiding bepaald*. Dat is de afwijking van het gemiddeld gewicht.
Een kleine afwijking is toegestaan. Deze eindcontroles worden bij de kwaliteitseisen besproken (▶ par. 5.4).

Voorbeeld 3
Bij verschillende FNA-preparaten is de totale verdringingswaarde al uitgerekend. Deze gebruik je dan bij het berekenen van je zetpilbasis.
R/
Morphini hydrochloridum 10 mg
Lactosum 100 mg
Adeps solidus q.s. (q.s. betekent: zo veel als nodig is)
m.f. supp. d.t.d. 6 (Er moeten zes zetpillen gemaakt worden met de hiervoor vermelde samenstelling.)
Het FNA geeft aan dat de te verwerken stoffen 60 mg adeps solidus verdringen.
Overmaat: vier zetpillen.
Totaal te maken: tien zetpillen.
Vulgewicht per zetpil: 2,07 (een zetpilvormpje van 2,3 ml heeft voor adeps solidus een vulgewicht van 2,07 g).
Voor tien zetpillen zou je aan ad.sol. zonder geneesmiddel afwegen:
10 × 2,07 = 20,7 g.
Er wordt voor tien zetpillen 10 × 60 mg ad.sol. verdrongen = 600 mg of 0,6 g.
Dus je weegt 20,7 − 0,6 = 20,1 g ad.sol. af.
Aan stoffen: 1,1 g.
Totaal tien zetpillen: 21,2 g.
Eén zetpil weegt 2,12 g.

5.2.3 Smelten, mengen en uitgieten

Sommige geneesmiddelen kunnen het beste worden verwerkt in een vette basis. Andere in een basis van macrogol. De laatste zijn in water oplosbaar. Beide massa's worden goed gemengd en vervolgens uitgegoten in de klaargezette zetpilvormen.

Lipofiele (vette) basis smelten

Hierna volgt puntsgewijs de bereiding van zetpillen met een vette basis.
- Smelt de zetpilbasis in een roestvrijstalen mortier in een waterbad van 40 °C.
- Neem de mortier tijdig van de verwarmingsbron (waterbad), voordat alles helemaal gesmolten is.
- Meet de temperatuur van de gesmolten basis; deze mag niet hoger zijn dan 40–45 °C.
- Werkzame stoffen en hulpstoffen toevoegen. Geneesmiddelen en eventuele hulpstoffen moeten zo fijn mogelijk verdeeld zijn over de gesmolten basis.
  - Geneesmiddelen kunnen geheel in de basis oplossen; ze zijn dan homogeen (gelijkmatig) verdeeld en geven weinig problemen bij het uitgieten. Een voorbeeld is de bereiding van valproïnezuurzetpillen.
  - Geneesmiddelen die niet in de basis oplossen geven meer problemen. Voor ze met de gesmolten basis gemengd worden, worden ze voor het afwegen fijn verdeeld in een ruwe stenen mortier. Soms is het nodig de stof te zeven. Na het zeven wordt de juiste hoeveelheid afgewogen.

Sommige stoffen geven agglomeraten (aan elkaar geklonterde deeltjes). Deze worden eerst met een klein beetje van de gesmolten basis fijngewreven. Daarna wordt de rest van de gesmolten basis onder goed roeren toegevoegd en alles nog eens goed gemengd.

Om agglomeraten uit te wrijven kun je ook wat *colloïdaal siliciumdioxide* toevoegen met een beetje gesmolten zetpilbasis. Als de massa door deze bewerkingen weer is gaan stollen, verwarm je de mortier in het waterbad nog even zacht. Er mogen geen klontjes meer zichtbaar zijn.

Behalve via de vorige methode is het ook mogelijk de zetpilbasis met de *rotor-statormenger* te bereiden. Hiervoor doe je de basis bijvoorbeeld in een maatcilinder en verwarmt hem zacht in het waterbad tot ongeveer 40 °C.

Breng de stoffen over in de gesmolten basis, roer eerst om met een lepel en plaats dan de schacht van de rotor-statormenger in dit mengsel. Homogeniseer nu de stoffen bij een hoog toerental van de menger. Kijk goed of alle klontjes uit het mengsel verwijderd zijn. Maak de schacht van het apparaat goed schoon. (Zie voor het juiste gebruik van de rotor-statormenger *LNA-procedure Zetpillen*).

De dikvloeibare massa, die we handmatig of met de rotor-statormenger bereid hebben, laten we afkoelen tot ongeveer 36 °C. Daarna gieten we de massa uit in de zetpilvormen die we natuurlijk van tevoren hebben klaargezet.

In de apotheek gebruiken we meestal de spuitflesgietmethode of we gieten uit een mortier.

Gebruik een spuitflesje met een korte rechte tuit. Breng de massa over in de handwarme spuitfles. Zwenk het flesje om en giet direct twee tot drie zetpillen uit, zwenk weer om en vul weer enkele zetpillen uit. Vul de vormen net overvol, dus met een kop erop. Ga door totdat alle massa is uitgevuld. Gooi na het stollen de laatste twee zetpillen weg. Als de stof niet helemaal homogeen gemengd is, zit vooral in de laatste zetpillen te veel werkzame stof. Daarom gooi je de laatste twee altijd weg. Schraap zo nodig de overtollige massa af van de vormen.

NB. Als de werkzame stof in de basis opgelost is, hoeft tussentijds niet gemengd te worden.

Begin met uitgieten wanneer de massa tot ongeveer 35 °C is afgekoeld en goed is omgeroerd. Wanneer niet goed geroerd is, ontstaan fouten door een slechte verdeling van het geneesmiddel in de zetpilmassa. De volgende zetpillen hebben dan een minder goede concentratie (◘ fig. 5.2).

De vormen weer overvol maken, dus met een kop erop. Giet het aantal uit met één zetpil extra. Wat overblijft in de mortier niet uitschrapen. Controleer of het achterblijvende mengsel homogeen is gebleven. Schraap de overtollige massa af van de vormen, waardoor deze netjes zijn afgesneden. Extra gevulde vormen bevatten ook meer geneesmiddel, waardoor de dosering te hoog kan worden. De giettemperatuur moet rond de 35 °C blijven. Bij te lage temperatuur kan de massa gaan stollen, bij te hoge temperatuur wordt de massa te dun en zullen de stoffen naar beneden zakken (uitzakken).

bij niet goed roeren slechte suspensie

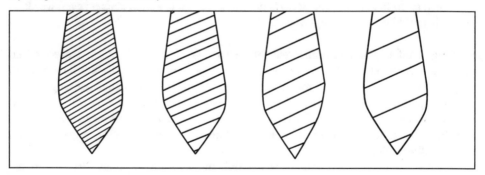

fouten door afnemende concentratie

te hoge temperatuur te lang vloeibaar

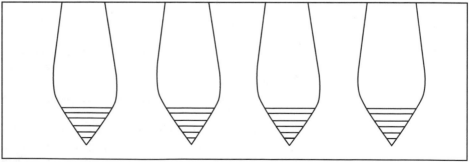

werkzame stof zakt uit

◘ **Figuur 5.2** Fouten door afnemende concentratie. Werkzame stof zakt uit door te hoge temperatuur

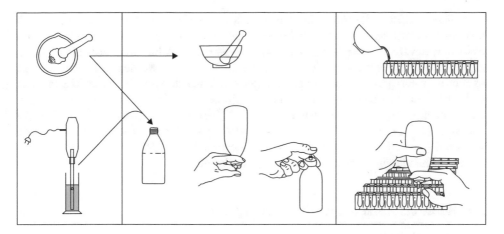

■ **Figuur 5.3** Combinatie dispergeer- en gietmethoden van kleine charges zetpillen

De zetpillen die met een *macrogolbasis* worden bereid moeten tot een hogere temperatuur verwarmd worden, omdat het smeltpunt hoger ligt. Je maakt ze in een afgesloten fles of spuitfles; ze trekken veel water aan (hygroscopisch). Ze moeten heel langzaam worden afgekoeld, omdat deze zetpillen anders veel barstjes gaan vertonen. Het gieten gebeurt altijd met een spuitflesje.

Sommige geneesmiddelen lossen op in een hydrofiele (water)basis. Dat geeft bij het uitgieten weinig problemen. Bij stoffen die niet oplossen in de hydrofiele basis let je goed op de fijnheidsgraad van de toegevoegde stoffen en zorg je voor een egale en homogene massa. De uitgiettemperatuur is net als bij stoffen met een vette basis erg belangrijk (■ fig. 5.3).

5.3 Bereiden van klysma's

5.3.1 Volume, basisvloeistof en geneesmiddelen in een klysma

Het volume van een klysmabasisvloeistof varieert van 3 ml tot ongeveer 100 ml. Vroeger werd een heel klein volume – bijvoorbeeld van 3–5 ml – wel een rectiole genoemd, een volume tot 10 ml een microklysma en een groter volume een klysma. Tegenwoordig heet elk volume vloeistof dat rectaal wordt toegediend officieel een klysma, hoewel je de term rectiole zeker nog weleens zult tegenkomen.

De basisvloeistof voor een klysma is meestal water, soms met hulpstoffen – zoals een verdikkingsmiddel bij een suspensie – of met middelen die de oplosbaarheid van het geneesmiddel dat moet worden toegediend vergroten, zoals olie of propyleenglycol.

Daarnaast worden middelen toegevoegd om de pH aan te passen en conserveringsmiddelen.

Geneesmiddelen die *oplosbaar* zijn, worden voor het afwegen zo fijn mogelijk gewreven in een ruwstenen mortier. De zeer fijn verdeelde stoffen worden opgelost in de basisvloeistof. Als de stof bestand is tegen hogere temperaturen, gebeurt dit onder verwarmen. Daarna wordt aangevuld tot het eindgewicht of het eindvolume.

Geneesmiddelen die *niet oplosbaar* zijn, worden gesuspendeerd (fijn verdeeld) in een vloeistof met een viscositeit-verhogend middel (verdikkingsmiddel), zoals povidon of carbomeer. De te verwerken geneesmiddelen worden ook hier weer zeer fijn gemaakt in een ruwstenen mortier en daarna afgewogen. Vervolgens worden ze in een mortier of met de rotor-statormenger zorgvuldig gemengd met de viskeuze basisvloeistof. Het is duidelijk dat klysma's die op deze manier zijn bereid goed opschudbaar moeten zijn en dat de aanwijzing 'omschudden voor gebruik' beslist niet vergeten mag worden. Zie voorts de LNA-procedure voor Klysma's. In het *FNA* worden nog slechts enkele klysma's genoemd (bijvoorbeeld beclomethason en theofylline klysma FNA). In de meeste gevallen zijn er handelspreparaten voor in de plaats gekomen.

5.4 Kwaliteitseisen zetpillen en klysma's

5.4.1 In-procescontrole en eindcontrole zetpillen

- Tijdens de bereiding van zetpillen vinden tussentijdse controles plaats waarvan de resultaten genoteerd worden. In de eerste plaats zijn dat de controle van de tarra en de gewichtscontroles.
- De bereidingstemperatuur wordt gecontroleerd en eventueel de pH, de homogeniteit van het mengsel en het uiterlijk van het product, zoals gebroken zetpillen of zetpillen met barstjes.
- De massa in de zetpillen mag niet uitgezakt zijn of kleurverschillen vertonen.
- Zoals eerder vermeld, wordt het eindgewicht van de zetpil bepaald. Dit mag niet meer dan 3 % afwijken van het theoretisch berekende gewicht.

5.4.2 In-procescontrole en eindcontrole klysma's

- Tijdens de bereiding worden de tarra, de wegingen en het meten van het eindvolume goed gecontroleerd en vastgelegd.
- Wanneer je verwarmt om de stoffen op te lossen, meet en controleer je de temperatuur.
- De pH van de oplossing wordt vastgesteld.
- Bij een oplossing kijk je of het product helder is en of je geen onopgeloste deeltjes aantreft.
- Als het geneesmiddel niet oplost in de klysmabasis dan controleer je het op klontjes of ontmenging.

5.5 Verpakken en etiketteren

Alle toedieningsvormen voor rectaal gebruik worden geëtiketteerd met 'niet om in te nemen' of 'voor rectaal gebruik'. Op het etiket staan verder aanwijzingen voor gebruik, zoals 'omschudden' of 'voor gebruik punt bevochtigen met water'.

5.5.1 Zetpillen

— Zetpillen worden afgeleverd in plastic zetpilstrips, afgeplakt met tape en verpakt in een zetpillendoos.
— Zetpillen die hygroscopisch zijn, water aantrekken, worden verpakt in een goed sluitende glazen pot.
— Zetpillen die niet in een strip zitten worden ook afgeleverd in een glazen pot.
— De houdbaarheid is afhankelijk van de samenstelling van de zetpil en de wijze van bewaren.

5.5.2 Klysma's

— Klysma's worden verpakt in speciale klysmaflacons met rechte canule en dop, of een klysmazak met slang.
— Als de inhoud tegen licht beschermd moet worden, verpak je de flacon in aluminiumfolie.
— Aangebroken klysma's worden weggegooid en zijn niet geschikt voor hergebruik.

Vloeibare toedieningsvormen

Samenvatting

Veel geneesmiddelen zijn in vloeibare vorm verkrijgbaar. Denk maar aan een drank voor kinderen of een injectievloeistof. Met een vloeibare vorm is de benodigde hoeveelheid vaak makkelijk te doseren, bijvoorbeeld met een maatlepel of een injectiespuit. Oplossen is hierbij een veelgebruikte methode. Om tot de gewenste concentratie te komen moet correct gerekend worden. Stoffen kennen ieder hun eigen oplosbaarheid in verschillende oplosmiddelen. De oplossnelheid wordt versneld door verwarmen. Bij het oplossen worden verschillende utensiliën gebruikt. In-procescontroles en eindcontroles zijn nodig om een goede kwaliteit te kunnen garanderen.

© Bohn Stafleu van Loghum is een imprint van Springer Media B.V., onderdeel van Springer Nature 2021
Y. M. Groot-Padberg, *Bereiden en aseptisch handelen*, Basiswerk AG,
https://doi.org/10.1007/978-90-368-2649-5_6

6.1 Inleiding en leerdoelen

Veel geneesmiddelen zijn in vloeibare vorm verkrijgbaar. Denk maar aan een drank voor kinderen of een injectievloeistof. Met een vloeibare vorm is de benodigde hoeveelheid vaak makkelijk te doseren, bijvoorbeeld met een maatlepel of een injectiespuit. De verschillende vloeibare toedieningsvormen staan uitgebreid beschreven in ▶ H. 11 van het boek *Productzorg voor apothekersassistenten*. In dit hoofdstuk richten we ons op de bereidingsprocessen.

Leerdoelen

Je kunt:
- de juiste hulpmiddelen, hulpstoffen en processen kiezen die nodig zijn bij de bereiding van vloeibare toedieningsvormen;
- uitleggen wat de theoretische achtergronden van de verschillende bereidings-processen zijn;
- beschrijven welke in-procescontroles en eindcontrole van een vloeibare bereiding uitgevoerd worden.

6.2 Oplossen

Oplossen is het moleculair of ionogeen verdelen van de ene stof (meestal een vaste stof) in de intramoleculaire ruimten van een andere stof (meestal een vloeistof). Wanneer de ene stof oplost in de andere, ontstaat een oplossing die helder en homogeen is. Bij omschudden mogen geen zwevende deeltjes zichtbaar zijn.

Het oplossen van vaste stoffen in vloeistoffen kan in principe spontaan plaatsvinden door *diffusie*, maar diffusie (en dus het oplosproces) versnel je door in een gesloten vat te schudden, zwenken en roeren, eventueel door te verwarmen. Diffusie is het spontaan bewegen van ionen of moleculen, zonder dat je daarvoor iets hoeft te doen. Soms wordt een ultrasoonbad gebruikt. Wanneer in halfvaste stoffen moet worden opgelost (bijvoorbeeld in vetten of macrogolen), wordt vrijwel altijd verwarmd.

6.2.1 Oplosbaarheid

De oplosbaarheid is die gewichtshoeveelheid van de stof die bij 20 °C nog juist oplost in het aangegeven volume van het oplosmiddel. Meestal wordt voor de gewichtshoeveelheid 1 gram genomen. In de *Farmacopee* wordt de oplosbaarheid bij benadering aangegeven volgens de aanduidingen in ◘ tab. 6.1.

Opmerking: De oplosbaarheid van geneesmiddelen kan worden opgezocht in de *Farmacopee*, *Martindale* en de *Merck Index*.

Soms kunnen stoffen elkaars oplosbaarheid veranderen. Zo kan het voorkomen dat toevoeging van de ene stof de oplosbaarheid van de andere stof vergroot of soms juist vermindert.

◻ **Tabel 6.1**   Verklaring van de definities voor de oplosbaarheid in water volgens de Europese Farmacopee (9e ed.)

		oplosbaarheid[a]
very soluble	zeer gemakkelijk oplosbaar	minder dan 1
freely soluble	gemakkelijk oplosbaar	van 1 tot 10
soluble	oplosbaar	van 10 tot 30
sparingly soluble	weinig oplosbaar	van 30 tot 100
slightly soluble	moeilijk oplosbaar	van 100 tot 1000
very slightly soluble	zeer moeilijk oplosbaar	van 1000 tot 10 000
practically insoluble	nagenoeg onoplosbaar	meer dan 10 000

[a]Aantal ml nodig om 1 gram stof in oplossing te brengen.

6.2.2 Vergroten van oplosbaarheid

Vergroten van de oplosbaarheid kan door bijmengen van andere oplosmiddelen. Verschillende organische stoffen die in water slecht oplosbaar zijn, zijn wel oplosbaar als andere oplosmiddelen worden toegevoegd (bijvoorbeeld alcohol, propyleenglycol, glycerol 85 %, sorbitol).

Iodum (jodium) is in water zeer moeilijk oplosbaar (1 in 3000). Jodium vormt met natriumjodide en kaliumjodide goed oplosbare dubbelverbindingen (joodoplossing 1 %, alcoholisch). Eerst wordt een geconcentreerde oplossing gemaakt van natriumjodide, respectievelijk kaliumjodide, waarna het jodium hierin wordt opgelost (verhouding natriumjodide : jodium : water = 2 : 1 : 5). Daarna wordt er verdund.

Het is ook mogelijk een onoplosbare stof door een gelijkwaardige hoeveelheid stof te vervangen die wel goed oplosbaar is en die dezelfde farmacotherapeutische eigenschappen heeft. Bijvoorbeeld efedrine door efedrinesulfaat of codeïne door codeïne HCl. Het is hierbij wel van groot belang dat de gelijkwaardige hoeveelheid wordt berekend met behulp van de molecuulmassa's (omrekenen).

6.2.3 Oplossnelheid

Met oplossnelheid wordt bedoeld de snelheid waarmee een stof in oplossing gaat. Oplossen wordt versneld door roeren, schudden, verwarmen of door de stof fijn te wrijven. Fijnwrijven maakt het oppervlak van de stof namelijk groter en hierdoor lost de stof sneller op. Fijnwrijven betekent echter niet dat de stof beter oplost; dus er is geen sprake van een verhoogde oplosbaarheid.

6.3 Verwarmen en verhitten

Met verwarmen wordt bedoeld de temperatuur verhogen tot maximaal 100 °C.

Verwarmen kan boven het waterbad. Een waterbad is een bak met water, die elektrisch wordt verwarmd. In de bak wordt een fles of een kolfje verwarmd; de warmte wordt direct van het water op de fles of kolf overgedragen. Wordt de fles boven het waterbad verwarmd, dan is de warmteoverdracht minder direct, omdat de fles dan wordt verwarmd door de waterdamp; de fles zal minder snel warm worden. Schaaltjes en mortieren worden meestal boven het waterbad verwarmd. De temperatuur van de te verwarmen stof wordt in ieder geval niet hoger dan die van het water.

Verwarmen kan ook op een vrije vlam. De temperatuur kan dan wel tot boven de 100 °C stijgen. In dit geval spreken we van *verhitten*.

Sommige stoffen mogen niet verwarmd worden, omdat ze bij verwarmen ontleden. Voorbeelden van dergelijke stoffen zijn:

— Acidum ascorbicum.
— Epinefrine; deze stof wordt gemakkelijk geoxideerd tot adrenochroom (rood), vooral in een alkalisch milieu en in aanwezigheid van sporen metaal. Licht versnelt de ontleding, antioxidantia kunnen de oxidatie tegengaan. Dergelijke stoffen moeten in geheel gevulde flessen worden bewaard.
— Calcii acetylsalicylas (Ascal®): de oplossing ontleedt langzaam bij kamertemperatuur en snel bij verwarmen, waarbij calciumsalicylaat en azijnzuur ontstaan. Acidum acetylsalicylicum ontleedt ook in aanwezigheid van water onder vorming van salicylzuur en azijnzuur. Als je een oude pot grondstof openmaakt waarvan de houdbaarheidsdatum al verstreken is, ruik je vaak het azijnzuur.
— Promethazine HCl ontleedt door oxidatie bij verwarmen. Wanneer als antioxidans ascorbinezuur is voorgeschreven moet promethazine samen met ascorbinezuur worden opgelost.

■ **Temperatuur**

Voor de aanduiding van de temperatuur worden de termen in ◻ tab. 6.2 gebruikt.

■ **Indampen**

Indampen is het verwijderen van de vloeistof door verwarmen. Indampen verhoogt de concentratie, zodat bijvoorbeeld minder van een bepaalde vloeistof nodig is.

■ **Vluchtige stoffen**

Vluchtige stoffen zijn stoffen met een lage dampspanning. Dit heeft tot gevolg dat deze stoffen gemakkelijk verdampen. Voor vluchtige stoffen geldt dat ze liever niet of heel voorzichtig in een gesloten vat worden (mee)verwarmd. Voorbeelden van vluchtige stoffen zijn vluchtige oliën, kamfer, levomenthol, sorbinezuur en chloralhydraat.

◻ **Tabel 6.2** Temperatuuraanduiding

in diepgevroren toestand	deepfreezer	minder dan −15 °C
in de koelkast	refrigerator	2–8 °C
koel	cold of cool	8–15 °C
bij kamertemperatuur	room temperature	15–25 °C

▣ Tabel 6.3	Aanduiding voor de concentratie van een vloeistof	
% m/m g/g	per cent m/m	aantal g vaste stof of vloeistof per 100 g eindproduct
% m/v g/v	per cent m/v	aantal g vaste stof of vloeistof per 100 ml eindproduct
% v/v	per cent v/v	aantal ml vloeistof per 100 ml eindproduct
% v/m v/g	per cent v/m	aantal ml vloeistof per 100 g eindproduct

6.4 Concentratie(veranderingen)

Met de concentratie van een oplossing wordt ook wel de sterkte van de oplossing bedoeld. De concentratie wordt uitgedrukt als het aantal delen opgeloste stof per 100 delen eindproduct, bijvoorbeeld $1 : 100$ of $1 = 100$. Hiermee wordt bedoeld 1 gram in 100 gram oplossing. In ▣ tab. 6.3 staat een overzicht van de aanduidingen voor concentratie zoals ze in de *Farmacopee* staan.

Voorbeeld 1
Wanneer je een oplossing maakt van keukenzout in water zijn er twee mogelijkheden:
a. op gewicht % m/m (g/g);
b. op volume % m/v (g/v).

Bij *a* voeg je bijvoorbeeld 1 g zout en 3 g water bij elkaar. Het totale mengsel weegt na oplossen 4 g (1 + 3). Je hebt dus 1 g zout in 4 g mengsel. De concentratie in procenten reken je als volgt uit: (hoeveelheid water : totaal) $\times$ 100 % = (1 : 4 g) $\times$ 100 % = 25 % m/m (g/g).
Bij *b* voeg je bijvoorbeeld water toe aan 1 g zout tot je 4 ml oplossing hebt. Nu weet je het totale volume na oplossen: 4 ml. Het eindgewicht weet je niet. De concentratie reken je hier uit als gewichtshoeveelheid per volumehoeveelheid.
In procenten: (hoeveelheid water : totaal) $\times$ 100 % = (1 g : 4 ml) $\times$ 100 % = 25 % m/v (g/v).
NB Zie voor meer rekenopgaven het basiswerk *Farmaceutisch Rekenen*.

Voorbeeld 2
Gevraagd:
Hoeveel calciumhydroxide bevat 260 ml solutio calcii hydroxydi 0,15 % (m/v)?

Oplossing:
0,15 % g/v betekent 0,15 g calciumhydroxide in 100 ml oplossing, of ... g calciumhydroxide in 260 ml oplossing.
260 ml oplossing bevat (260 ml : 100 ml) $\times$ 0,15 g = 0,39 g calciumhydroxide.

■ **Verzadigde oplossing**

Een verzadigde oplossing is een oplossing waarin de maximale hoeveelheid stof die kan oplossen, is opgelost. Een oplossing waarin nog stof kan oplossen, noemen we onverzadigd. Een oplossing waarin meer is opgelost dan volgens de oplosbaarheid mogelijk is (bijvoorbeeld door verwarmen en voorzichtig weer afkoelen) noemen we oververzadigd; solutio sorbitoli 70 per centum cristallisabile is een voorbeeld van een oververzadigde oplossing.

Verdunnen is zoveel vloeistof toevoegen dat het percentage van de werkzame stof lager wordt dan de oorspronkelijke stof waarvan we zijn uitgegaan, of anders gezegd: verdunnen is meer oplosmiddel toevoegen om een minder geconcentreerde oplossing te krijgen. Het volume van de vloeistof moet wel nauwkeurig bekend zijn.

Voorbeeld 1
Je hebt 200 ml zwavelzuuroplossing met een concentratie van 9,8 % (m/v). Deze wil je verdunnen tot een concentratie van 2,45 % (m/v).

Gevraagd:
Tot welk volume moet je aanvullen?

Oplossing:
Reken eerst de hoeveelheid werkzame stof uit:
9,8 % m/v betekent 9,8 g zwavelzuur in 100 ml, of in 200 ml ... g zwavelzuur.
(200 : 100) × 9,8 = 19,6 g zwavelzuur. De concentratie moet worden 2,45 % (m/v).
Dat betekent:
2,45 g zwavelzuur in 100 ml of 19,6 g zwavelzuur in ... ml.
Je moet aanvullen tot 19,6 : 2,45 × 100 ml = 800 ml.
En onthoud wanneer je met sterke zuren werkt: 'water bij zuur bekomt je duur'
en 'zuur bij water is beter voor later'. Wanneer je water bij zuur gooit, kan er zuur wegspringen en bijvoorbeeld op je huid of in je ogen komen (als je geen (veiligheids) bril draagt). Beter is het dus om zuur bij water te voegen.

Voorbeeld 2
Je verdunt 500 ml van een oplossing met een concentratie van 3 % m/v tot 750 ml.

Gevraagd:
Wat is de nieuwe concentratie?

Oplossing:
3 % m/v betekent 3 g in 100 ml oplossing dus 15 g in 500 ml oplossing (500 : 100 × 3).
Deze 15 g werkzame stof komt in een volume van 750 ml. De concentratie is dan (wat erin zit : totaal) × 100 % = 15 g : 750 ml × 100 % = 2 % m/v.

6

> **Voorbeeld 3**
> Bij het opruimen van de apotheek voegt een assistente twee restjes van een oplossing
> bij elkaar in één fles. Nadien is het volgende geconstateerd: in één van de flessen zat
> 50 ml geconcentreerde oplossing (5 % g/v) en in de andere zat 100 ml oplossing met
> een concentratie van 1 % m/v.
>
> *Gevraagd:*
> Wat is de concentratie in het mengsel?
> Hoeveel water moet aan het mengsel worden toegevoegd om een concentratie van
> 1 % m/v te krijgen?
>
> *Oplossing a:*
> Concentratie: 100 ml 1 % m/v betekent 1 g werkzame stof; 50 ml 5 % m/v betekent 5 g
> in 100 ml; in 50 ml zit dan (50 : 100) × 5 = 2,5 g.
> In totaal bevatten beide oplossingen 3,5 g werkzame stof in 150 ml; de concentratie is
> dan (3,5 : 150 ml) × 100 % = 2,3 % m/v.
>
> *Oplossing b:*
> De concentratie van een oplossing moet worden 1 % m/v. Dat betekent 1 g in
> 100 ml oplossing of 3,5 g in … ml oplossing (je hebt immers 3,5 g in totaal bij elkaar
> gevoegd).
> 3,5 g zit in (3,5 g : 1 g) × 100 ml = 350 ml. Je had al 150 ml oplossing. Je moet dus nog
> (350 ml − 150 ml) = 200 ml water toevoegen.

6.5 Filtreren

Filtreren is het verwijderen van onopgeloste deeltjes door de vloeistof door een filter te laten lopen. Voor filtreren kunnen wij verschillende soorten 'filters' gebruiken:
- een propje watten: geschikt voor het verwijderen van grove neerslagen of verontreinigingen;
- een gaasje of een doek: bijvoorbeeld bij plantaardige aftreksels; grove deeltjes kunnen ermee worden verwijderd;
- filtreerpapier: voor het verwijderen van fijne neerslagen, filtreerpapier is in verschillende fijnheidsgraden te verkrijgen;
- glasfilter: voor het verwijderen van stoffen uit oxiderende oplossingen, zoals kaliumpermanganaatoplossing;
- membraanfilter: voor het filtreren van oogdruppels; oogmembraanfilters zijn in verschillende fijnheidsgraden te verkrijgen; bij een voldoende fijnheidsgraad kunnen bacteriën ermee uit een oplossing worden gefiltreerd.

6.6 Hulpmiddelen

Om oplossingen in de apotheek verantwoord te bereiden behoren in ieder geval enkele apparaten, benodigdheden en gereedschappen (utensiliën) aanwezig te zijn:
— balansen en maten om de werkzame stof af te wegen en de vloeistof af te meten;
— glaswerk, zoals bekerglazen en erlenmeyers (kolfjes), van warmtebestendig glas voor het oplossen, eventueel onder verwarmen;
— waterbad, kookplaat of eventueel gaspit;
— thermometer tot 100 °C; hogere temperaturen zijn voor oplossen zelden nodig;
— mixer om mee te mengen; voor grote hoeveelheden wordt een Ultra-turrax of een Stephan-menger (zie ◘ fig. 7.4 in ► H. 7) gebruikt;
— schaaltjes en mortieren om vloeistoffen te wegen, te smelten en te mengen.

Een metalen schaaltje wordt gebruikt om iets in te verwarmen of te verhitten, omdat het:
— een dunne wand heeft die de warmte snel doorlaat en bij afkoelen ook snel weer de warmte afgeeft;
— een afgeronde onderkant heeft, waardoor er goed contact met het waterbad of de vlam is;
— een brede opening naar boven heeft, waardoor een vloeistof sneller verdampt;
— grote oren heeft, zodat het gemakkelijk te hanteren is.

Een porseleinen mortier mag niet verhit worden, omdat:
— de dikke stenen wand de warmte langzaam doorlaat;
— de mortier lang warm blijft;
— de mortier bij verhitten kan springen.

Kunststof mortieren kunnen ook als weegmortier worden gebruikt. Het blijft belangrijk dat het weegbereik van de balans goed gekozen wordt.

6.7 Algemene regels bij oplossingen

Enkele algemene regels voor het bereiden van oplossingen zijn:
— schone fles nemen;
— fles tarreren of kalibreren. Kalibreren is ijken op volume: de fles wordt gevuld met het gewenste volume water en ter hoogte van het vloeistofniveau (op ooghoogte) wordt een etiketje met een markeerstreepje aangebracht. Als de drank gereed is, wordt het etiketje weer verwijderd;
— de kleinste hoeveelheid vloeistof eerst inwegen; gemakkelijk oplosbare stoffen in de fles oplossen;
— langzaam oplosbare stoffen in voldoende water apart in een kolfje verwarmen;
— sterk werkende stoffen altijd apart in een kolfje oplossen, kolfje driemaal naspoelen;
— weging laten controleren en paraferen;
— sterk riekende stoffen het laatst toevoegen;
— als de drank klaar is, omzwenken (homogeniseren);
— kalibreerstreep/etiketje verwijderen;
— controleren op helderheid en homogeniteit; is de fles schoon?

We kennen verschillende bereidingsaspecten van oplossingen: oplossingen, dikvloeibare vloeistoffen, stropen en plantaardige aftreksels.

6.7.1 Oplossingen

Oplossingen voor inwendig gebruik (drankjes) of uitwendig gebruik (depvloeistof of mondspoeling) worden op nagenoeg dezelfde manier bereid. Drankjes (veelal is water het basisbestanddeel) worden meestal bereid in een erlenmeyer en daarna afgeleverd in de fles.

6.7.2 Dikvloeibare vloeistoffen

Soms worden dikvloeibare vloeistoffen zoals glycerol, propyleenglycol of polyethyleenglycol als constituens (oplosmiddel) gebruikt. Dit is bijvoorbeeld het geval bij oordruppels. Stoffen lossen vaak traag op in deze oplosmiddelen. Verwarmen helpt soms: nooit op de vlam, maar altijd in een waterbad. Dit in verband met het risico van aanbranden.

Glycerol, propyleenglycol en polyethyleenglycol

Glycerol, propyleenglycol en polyethyleenglycol zijn glycolen die ook als oplosmiddel worden gebruikt.

Glycerol is een dikvloeibare vloeistof met een zoetige smaak. Het is een oplosmiddel dat zeer hygroscopisch (wateraantrekkend) is. Het wordt bijvoorbeeld toegepast bij de bereiding van zetpillen, klysma's en oordruppels. Glycerol 85 % is minder hygroscopisch en dus beter houdbaar. Net als propyleenglycol wordt glycerol gebruikt in dranken (smaak, conservering, enz.).

Propyleenglycol is een goed oplosmiddel voor stoffen die in water onvoldoende oplosbaar of instabiel zijn. Het wordt in dermatica in de waterige fase opgelost en toegepast als humectans (= bevochtiger) om een uitdrogingsproces af te remmen (bijvoorbeeld in salicylzuurgel 6 % FNA). In mengsels met alcohol, water en propyleenglycol (of glycerol) kunnen moeilijk in water oplosbare stoffen (zoals digoxine, diazepam, barbituraten en fenytoïne) worden opgelost.

Polyethyleenglycolen (macrogolen, PEG) hebben verschillende molecuulmassa's. Je kunt het je voorstellen als een lange ketting van ethyleenglycolmoleculen aan elkaar. Het getal achter de naam zegt iets over hoe lang de ketting is. Macrogolen met een molecuulmassa van minder dan 700 zijn vloeibaar, boven de 1000 zijn ze vast. In de industrie wordt bijvoorbeeld macrogol 400 – dit is polyethyleenglycol 400 (vloeibaar) – gebruikt bij de bereiding van Macrogol Zalf FNA. Vaste macrogolen worden gebruikt bij de bereiding van hydrofiele zetpillen (zie ook ► H. 5).

Sorbitol is een meerwaardige alcohol met enigszins op suiker lijkende eigenschappen. Het is in de handel als een oplossing met 70 % sorbitol, waarvan er twee soorten in de *Europese Farmacopee* zijn beschreven: de kristalliseerbare en de niet-kristalliseerbare:

— sorbitol 70 per centum cristallisabile (de kristalliseerbare sorbitoloplossing 70 %);
— sorbitol 70 per centum non cristallisabile (de niet-kristalliseerbare sorbitoloplossing 70 %).

De kristalliseerbare soort heeft een grotere zuiverheid dan de niet-kristalliseerbare en wordt daarom in de apotheek gebruikt. Een bereiding waarin sorbitol is verwerkt, is noscapinehydrochloridestroop zonder suiker 1 mg/ml FNA.

6.7.3 Stropen

Stropen zijn viskeuze waterige oplossingen die veel suiker bevatten, meestal 63 % g/g, tenzij anders is voorgeschreven. Bij een lager suikergehalte treedt gemakkelijk schimmel-vorming op. Omdat het suikergehalte na verloop van tijd kan dalen, worden de meeste stropen geconserveerd en wel met methylparahydroxybenzoaat. Het oplossen van saccharose in het stroopvocht gebeurt onder verwarmen. Door te verwarmen wordt tevens schimmelgroei tegengegaan. De relatieve dichtheid van stropen is ongeveer 1,3. Stropen worden gebruikt als smaakcorrigens of als geneesmiddel.

In de apotheek worden stropen eigenlijk niet meer gemaakt. De stropen met stroop-vocht bereid uit plantaardige aftreksels worden uitsluitend nog fabrieksmatig bereid en zo nodig door de apotheek ingekocht.

De stropen dragen meestal de naam van het kruid of de vrucht waarvan ze gemaakt zijn, zoals sirupus thymi, gemaakt van tijmkruid en als smaakcorrigens sirupus rubi idaei, frambozenstroop of sirupus aurantii corticis, een stroop gemaakt van sinaasappel-schilletjes. Deze laatste stroop komt uitsluitend nog voor in heel oude voorschriften. In het FNA is deze stroop vervallen.

De stroop met suiker – de zogenaamde sirupus simplex – is een mengsel van pure suiker (63 %) en gezuiverd water met een conserveermiddel.

(*Let op* dat je deze stroop niet gebruikt bij patiënten die bij de apotheek bekend zijn als diabetici.)

6.8 Suspensies

Wanneer een onoplosbare vaste stof in een drank verwerkt moet worden, is een toedie-ningsvorm nodig waarin de onoplosbare stof lang genoeg homogeen in de drank ver-deeld blijft. Dit is belangrijk om er steeds een hoeveelheid uit te kunnen nemen met de juiste dosering. Deze toedieningsvorm heet een suspensie.

6.8.1 Suspensies met slijmen

Een slijm kan gemaakt worden met verdikkingsmiddelen, ook wel slijmstoffen genoemd. Om een suspensie te bereiden gebruik je bijvoorbeeld (carboxy)methylcellulose, een syn-thetische slijmstof. Hierna staat een voorbeeld van de bereiding van een suspensie van sulfadiazinesuspensie 100 mg/ml suspensie FNA.

6

> **Voorbeeld**
> R/
> — Sulfadiazinum 10 g
> — Acidum citricum monohydricum 630 mg
> — Aluminii et magnesii silicas colloidale 540 mg
> — Carmellosum natricum middelviskeus 540 mg
> — Essentia rubi idaei 300 mg
> — Methylis parahydroxybenzoas 70 mg
> — Natrii citras 4,7 g
> — Sirupus simplex FNA 30 g
> — Aqua purificata 67,2 g (ad 100 ml = ad 114,0 g)
>
> Het methylparahydroxybenzoaat wordt onder koken opgelost in 50 ml gezuiverd water. Dispergeren van het colloïdaal aluminiummagnesiumsilicaat in de hete oplossing.
> Dispergeren van de carmellosenatrium in de suspensie. Mengen met de suikerstroop.
> Oplossen van citroenzuurmonohydraat en natriumcitraat in ongeveer 15 ml gezuiverd water, eventueel onder verwarmen. Mengen van deze oplossing met de suspensie.
> Dispergeren van de sulfadiazine. Mengen van de frambozenessence met de suspensie.
> Aanvullen met gezuiverd water en mengen.

6.8.2 Suspensies voor uitwendig gebruik: schudmixturen

Suspensies die bedoeld zijn voor uitwendig gebruik worden schudmengsels of schudmixturen (ook wel lotiones of hydrofiele suspensies) genoemd. Aan schudmixturen worden geen slijmstoffen toegevoegd, wel stoffen zoals bentoniet, Veegum* (aluminiummagnesiumsilicaat) en siliciumoxide (colloïdaal siliciumoxide). Onoplosbare vaste stoffen worden in het schudmengsel gesuspendeerd. Oplosbare stoffen worden apart opgelost in de vloeibare fase.

Voorbeelden zijn Zinkoxidesmeersel FNA en Calamineschudsel FNA.

> **Voorbeeld**
> R/
> Talcum 20
> Zinci oxydum 20
> Propyleenglycol 20
> Aqua 73,5 ml
> m.f. Lotio alba

6.8.3 Emulsies voor uitwendig gebruik: smeersels of linimenta

Een linimentum of smeersel is een verzamelnaam voor vloeibare dermatologische preparaten die in tegenstelling tot de schudmixturen (hydrofiele suspensies = lotiones) olie of vet bevatten. Het kunnen vloeibare emulsies zijn (zowel olie in water (O/W) als water in olie (W/O)), lipofiele oplossingen en lipofiele suspensies. Een goed voorbeeld is benzyl-benzoaatsmeersel, eigenlijk een dunne lanettecrème waarin benzylbenzoaat is verwerkt.

6.9 Solubilisaties

Solubilisaties zijn heldere oplossingen van in water onoplosbare vloeistoffen, oplosbaar gemaakt door toevoeging van grote hoeveelheden grensvlakactieve stoffen, zoals polysorbaten of natriumzepen.

Een solubilisatie staat tussen een echte oplossing (= helder) en een emulsie (= troebel) in. Solubilisatie berust op de eigenschap van oppervlakteactieve stoffen (emulgatoren) om boven een bepaalde minimale concentratie micellen te vormen. Micellen zijn aggregaten (ophopingen) van emulgatormoleculen (zie ook hierna).

6.10 Bijzondere vloeibare toedieningsvormen

Hierna bespreken we enkele bijzondere vloeibare toedieningsvormen.

6.10.1 Oplossingen voor dentaal gebruik en dentale gels (tandheelkundig gebruik)

Deze oplossingen bevatten meestal *natriumfluoride* als geneesmiddel. De oplossingen worden als drankjes bereid. Als basis voor de dentale gel wordt meestal een hydrogel gebruikt met een cellulosederivaat als viscositeitverhogende stof. De pH is meestal laag (pH = 4). Soms is toevoeging van een kleur- of smaakstof gewenst.

6.10.2 Gorgeldranken

Ook gorgeldranken (gargarisma) zijn meestal oplossingen van farmaca en hulpstoffen in vaak waterige oplosmiddelen. Gorgelvloeistoffen mogen niet worden doorgeslikt, maar worden weer uitgespuugd.

6.10.3 Vloeistoffen voor inhalatiedamp

Vloeistoffen voor inhalatiedamp worden toegevoegd aan kokend water, zodat de vluchtige farmaca samen met de hete damp worden ingeademd. Ze bestaan uit vluchtige geneesmiddelen die opgelost zijn in een vluchtig oplosmiddel. De bereiding vindt plaats door de farmaca en hulpstoffen in het oplosmiddel op te lossen. Voorbeelden van zo'n preparaat zijn Levomentholstoomdruppels FNA. Vloeistoffen voor inhalatiedamp zijn niet hetzelfde als verneveloplossingen (nebulae). Nebulae zijn steriele vloeistoffen met aparte eigenschappen. Deze worden hier niet besproken.

6.10.4 **Neusdruppels**

Volgens de definitie in de *Europese Farmacopee* (derde editie) zijn neusdruppels en neussprays oplossingen bedoeld voor indruppeling of verstuiving in de neusholte. Ze mogen eigenlijk niet irriteren en ze moeten de functie van het neusslijmvlies zo weinig mogelijk hinderen. Hierbij speelt de pH een rol: deze moet tussen de 6,5 en 8,3 liggen. Waterige neuspreparaten die voor meermalig gebruik bestemd zijn, moeten geconserveerd worden. Een goede combinatie van conserveermiddelen is 0,01 % benzalkoniumchloride en 0,1 % natriumedetaat. Dit geldt natuurlijk niet alleen voor neusdruppels.

6.10.5 **Oordruppels**

In deze paragaaf beperken wij ons tot oordruppels (otoguttae) die bedoeld zijn voor toepassing in de uitwendige gehoorgang wanneer het trommelvlies nog intact is. Is dit niet het geval, dan moeten de oordruppels steriel zijn. De niet-steriele oordruppels worden bij voorkeur bereid in een niet-waterige basis, aangezien water de groei van micro-organismen in de uitwendige gehoorgang bevordert. Als basis worden veel gebruikt: glycerol, propyleenglycol en polyethyleenglycol 400. Wanneer toch water als basis wordt gebruikt, moet de oplossing worden geconserveerd, behalve als de oplossing zelf microbiologisch al niet kwetsbaar is.

6.11 **Kwaliteitseisen vloeibare toedieningsvormen**

Voordat het geneesmiddel aan de patiënt wordt afgeleverd, wordt het product gecontroleerd. Zo moeten oplossingen en solubilisaties helder en homogeen zijn. Ze mogen bij omschudden geen zwevende deeltjes vertonen. Suspensies zijn door omschudden gemakkelijk homogeen te maken. Ze mogen geen zichtbare druppeltjes of korreltjes bevatten.

In de LNA-procedures (KNMP Kennisbank) zijn voor de verschillende werkwijzen eindcontroles beschreven.

Enkele algemene aandachtspunten zijn:

- Het uiterlijk van het product is in overeenstemming met de kwaliteitseisen.
- Het protocol wordt gecontroleerd op berekeningen, wegingen, stoffen en opbrengst.
- Er wordt in de juiste verpakking afgeleverd.
- De juiste doseermiddelen worden afgeleverd.
- Het etiket bevat de juiste informatie: over houdbaarheid, bewaarcondities en gebruiksinstructies.

— De juiste stickers en bijsluiters worden verstrekt.
— De verpakking is schoon en netjes.
— De juiste hoeveelheid wordt afgeleverd.

Een ander belangrijk aspect van de kwaliteitszorg is de documentatie van de bereiding. Voor de magistrale bereiding per recept zijn hiervoor verschillende receptbereidingsvoorschriften (RBV) en voor de bereiding op voorraad de chargebereidingsvoorschriften (CBV). Hierover heb je in ▶ H. 2 al gelezen. Het is van groot belang dat de verschillende stappen in de bereiding goed worden vastgelegd.

6.12 Gebruikstermijnen

De houdbaarheidstermijnen van vloeibare geneesmiddelen zijn vaak korter dan van tabletten of capsules. Vloeibare geneesmiddelen bevatten vrijwel allemaal water en dat kan bederven. Meestal worden conserveermiddelen toegevoegd om bederf tegen te gaan.

De bewaartermijnen in de apotheek zijn meestal langer dan die bij de patiënt. Na openen bij iemand thuis is de kans op bederf groter dan wanneer de verpakking onafgebroken in de apotheek in de kast blijft staan. De bewaar- en gebruikstermijnen hangen af van de stabiliteit van de verwerkte geneesmiddelen en of er een conserveermiddel is toegevoegd. Als er geen conserveermiddel is toegevoegd, kan de gebruikstermijn variëren van 24 uur tot twee weken. De meest gangbare toedieningsvormen en bewaar- en gebruikstermijnen zijn vermeld in ◘ tab. 6.4 De gebruikstermijn voor de patiënt wordt op het afleveretiket vermeld.

◘ Tabel 6.4   Bewaar- en gebruikstermijnen vloeibare geneesmiddelen

toedieningsvorm	bewaartermijn in de apotheek	gebruikstermijn voor de patiënt
dranken	12 maanden	6 maanden 2 maanden (niet geconserveerd)
gorgeldranken (geconserveerd)	12 maanden	6 maanden
mondspoeling (geconserveerd)	12 maanden	6 maanden
neusdruppels	2 jaar (in niet-aangebroken verpakking)	3 maanden
oordruppels (niet-steriel)	2 jaar (in niet-aangebroken verpakking)	6 maanden

Dermatica

Samenvatting

Dermatica worden toegepast op de huid of op de slijmvliezen. Meestal voor een plaatselijk effect, bijvoorbeeld voor de behandeling van jeuk, eczeem of infectie. We kennen verschillende soorten dermatica, zoals zalven en crèmes, maar ook vloeibare dermatologische preparaten en strooipoeders. Voor het bereiden wordt gebruikgemaakt van verschillende bases met verschillende eigenschappen. Werkzame stoffen kunnen op verschillende manieren in de basis worden verwerkt. Hoewel een basis geen geneeskrachtige stof bevat, speelt de basis toch een belangrijke rol voor het totale effect van het middel. In-proces- en eindcontroles zijn nodig om de kwaliteit van de bereiding te kunnen garanderen. Om de houdbaarheid te vergroten kan het noodzakelijk zijn om een conserveermiddel toe te voegen. Tot slot moet het product in een geschikte verpakking worden verpakt.

© Bohn Stafleu van Loghum is een imprint van Springer Media B.V., onderdeel van Springer Nature 2021
Y. M. Groot-Padberg, *Bereiden en aseptisch handelen*, Basiswerk AG,
https://doi.org/10.1007/978-90-368-2649-5_7

7.1 Inleiding en leerdoelen

Dermatica worden toegepast op de huid of op de slijmvliezen. Meestal voor een plaatselijk effect, bijvoorbeeld voor de behandeling van jeuk, eczeem of infectie. We kennen verschillende soorten dermatica, zoals zalven en crèmes, maar ook vloeibare dermatologische preparaten en strooipoeders (deze laatste worden nog maar zelden toegepast).

Leerdoelen
Je kunt:
— beschrijven hoe je zalven, crèmes, gels en pasta's bereidt;
— tijdens de bereiding de in-procescontroles uitvoeren en het eindpreparaat beoordelen door eindcontrole;
— de bijbehorende berekeningen uitvoeren.

De verschillende dermatologische preparaten staan beschreven in H. 12 van het boek *Productzorg voor apothekersassistenten*.

7.2 Bereiden van zalven

Met een zalfbasis of crème worden stoffen in een bepaalde concentratie in contact gebracht met de huid of met de slijmvliezen. Een zo fijn mogelijke verdeling van de werkzame stoffen in een geschikte zalfbasis moet door een goede spreiding en hechting de werking bevorderen.

De samenstelling van de zalfbasis is van groot belang voor de werkzaamheid van de zalf (of crème), omdat deze invloed heeft op het vrijkomen van de stoffen.

De zalfbasis kan bestaan uit:
— hydrofobe (=lipofiele) vetmengbare constituentia (=letterlijk vulmiddel, hier: basis);
— hydrofiele, watermengbare constituentia;
— emulgatorhoudende constituentia, mengbaar met vetachtige én waterige stoffen.

7.2.1 Hydrofobe (=lipofiele) zalfbasis

Zalven hebben altijd een hydrofobe zalfbasis; dat wil zeggen dat de basis uit vetten bestaat of dat de zalfbasis bestaat uit één of meer met vet mengbare stoffen. Deze stoffen kunnen vast, halfvast of vloeibaar zijn. De halfvaste en vloeibare stoffen kunnen met elkaar worden gemengd in een RVS-mortier met kunststof stamper. Een gelijke hoeveelheid met een gelijke hoeveelheid mengen geeft een homogeen mengsel. De wand van de mortier en de stamper moeten regelmatig met een schrapkaartje worden schoongemaakt. Hoeveelheden kunnen gemakkelijker worden gemengd door te smelten. Bij het smelten worden alle benodigde hoeveelheden in een RVS-mortier boven het waterbad geplaatst. Hierbij houden we er natuurlijk wel rekening mee dat we geen stoffen mee smelten die niet tegen verwarmen kunnen of die vluchtig zijn.

De gesmolten bestanddelen worden daarna geroerd tot bekoelen (totdat ze afgekoeld zijn). Na het afkoelen kunnen we nog de stoffen toevoegen die niet meeverwarmd konden worden. Alle stoffen moeten zorgvuldig worden gemengd, zodat het eindproduct homogeen is. Een homogeen mengsel is een gelijkmatig mengsel, waarbij de gemengde stoffen niet meer apart te herkennen zijn.

Wanneer de zalf ook vaste vetten bevat, worden de stoffen altijd gesmolten boven het waterbad. Vervolgens wordt het mengsel geroerd tot bekoelen. Als het gesmolten mengsel niet tot bekoeling wordt geroerd, kan het vet weer in harde stukjes tevoorschijn komen. We hebben dan geen homogeen mengsel. Tijdens het roeren tot bekoelen moet luchtinslag worden vermeden.

Voorbeelden van vaste 'vetten' (lipofiele stoffen):
- cera cetomacrogolis emulsificans;
- alcohol cetylicus et stearylicus emulsificans B (cera lanette SX);
- cera alba en cera flava (witte en gele bijenwas);
- paraffinum solidum.

De eerste twee hiervoor genoemde stoffen hebben ook nog een emulgerende werking.

Voorbeelden van halfvaste 'vetten' (lipofiele stoffen) en zalfbases:
- vaselinum album;
- adeps lanae (W/O emulgerend);
- ung. cetomacrogolis FNA (O/W emulgerend);
- ung. lanette FNA (O/W emulgerend).

Voorbeelden van vloeibare 'vetten' (lipofiele stoffen):
- cetiol V;
- paraffine liquidum.

Verwerken van werkzame stoffen in de hydrofobe (= lipofiele) zalfbasis

Werkzame stoffen kunnen op drie manieren in een hydrofobe zalfbasis worden verwerkt:
- oplossen in de basis, zo nodig onder zacht verwarmen (wanneer de stoffen dit toelaten);
- mengen met de basis;
- afwrijven met de basis.

Enkele stoffen zijn oplosbaar in een hydrofobe zalfbasis. Menthol is oplosbaar in vaseline (1 in 5) (dat betekent: 1 deel op 5 delen). Kamfer, fenol, thymol en lidocaïne zijn in olie oplosbaar. Vluchtige stoffen zoals kamfer mogen niet verwarmd worden. Een deel van de stof zou dan verdampen. De stof kan worden opgelost in een RVS-mortier. De stof vooraf pulveriseren (tot een poeder maken) of fijnmaken versnelt het oplossen.

Vloeibare of halfvaste geneesmiddelen worden met de zalfbasis gemengd.

Stoffen die niet of onvoldoende in de basis oplossen worden in de zalfbasis gedispergeerd (fijngemaakt). De stof moet eerst voldoende fijn zijn. Wanneer de grondstofpot geen deeltjesgrootte (bijvoorbeeld 90 of gemicroniseerd) aangeeft, wordt de stof eerst gepulveriseerd in de ruwe, stenen mortier. De (eventueel gepulveriseerde) stof wordt in een ruwe mortier met een ongeveer gelijke hoeveelheid zalfbasis afgewreven. Dit afwrijven moet zorgvuldig gebeuren, opdat de zalf geen 'puntjes' krijgt. De werkzame stof heeft in zo'n puntje immers een veel te hoge concentratie. Bovendien voelt de zalf dan net aan als schuurpapier. De wanden van de mortier en de stamper moeten regelmatig met een schrapkaartje worden schoongemaakt. Vervolgens wordt de rest van de zalfbasis met gelijke delen erdoor gemengd.

De stof kan op deze manier ook met een bestanddeel van de zalfbasis worden afge-wreven, bijvoorbeeld zinkoxide met olie. Vaak is de zalfbasis kant-en-klaar aanwezig. Dan is het sneller om de stof lege artis (volgens voorschrift) met deze kant-en-klare basis af te wrijven.

De zalfmolen is een handig hulpmiddel bij het dispergeren van onoplosbare stoffen in de zalfbasis. De LNA-procedures geven een bedienings- en een reinigingsvoorschrift van de zalfmolen.

Wanneer meerdere onoplosbare stoffen in de zalfbasis moeten worden verwerkt, worden de stoffen eerst gepulveriseerd en vervolgens lege artis gemengd tot een homo-geen mengsel. Dit poedermengsel wordt lege artis met de zalfbasis gemengd. Als een vette zalf voor minimaal de helft uit vaste stof bestaat, heet deze zalf een pasta.

De verwerking van werkzame stoffen in een pasta verloopt op dezelfde manier als bij de zalven.

De standaardprocedure voor het verwerken van vaste stoffen met een basiszalf of basiscrème verloopt als volgt:

- Beoordeel de voorgeschreven concentratie.
- Verwerk het farmacon in de voorkeursbasis.
- Wanneer de voorschrijver dit wenst, kan uitgeweken worden naar een andere zalfba-sis, mits die verenigbaar is.
- Gebruik altijd een onaangebroken verpakking van de basis als hiermee een voorraad-bereiding wordt gemaakt.

7.2.2 Verwerken van stoffen in een hydrofiele zalfbasis

Een hydrofiele zalfbasis bestaat uit één of meer met water mengbare stoffen. Hydrofiele zalven zijn waterafwasbaar en daarom geschikt om op de behaarde hoofdhuid te worden toegepast.

Voorbeeld van een dergelijke hydrofiele zalf is Macrogolzalf FNA. Hypromellosezalf 20 % FNA is ook hydrofiel, maar wordt meestal op vochtige slijmvliezen gebruikt, zoals in de mond.

Hydrofiele zalven worden op dezelfde manier bereid als hydrofobe zalven.

De bereiding komt in grote lijnen op het volgende neer:

- Smelt alle bestanddelen tezamen in een RVS-mortier op een waterbad tot volledig helder. Dit is in de regel bij een temperatuur van 70 °C.
- Roer tot bekoelen. Hierbij moet luchtinslag worden vermeden.

Werkzame stoffen kunnen op de volgende drie manieren in een hydrofiele zalfbasis wor-den verwerkt:

- oplossen in de basis, zo nodig onder zacht verwarmen (wanneer de stoffen dit toelaten);
- mengen met de basis;
- afwrijven met de basis.

7.2.3 Halfpreparaten van het FNA

In het FNA vinden we een aantal halfpreparaten:
- basis voor waterhoudende zalf (basis pro unguentum aquoso);
- basis voor cetomacrogolzalf (basis pro unguentum cetomacrogolum);
- basis voor lanettezalf (basis pro unguentum lanette).

Vanuit deze basiszalven bereiden we:
- waterhoudende zalf (unguentum aquosum);
- cetomacrogolzalf (unguentum cetomacrogol);
- lanettezalf (unguentum lanette).

In de praktijk maak je deze basiszalven en zalven nooit meer zelf, maar koop je ze kant-en-klaar.

Let altijd op of er op het recept staat basis pro unguentum aquosum (het halfpreparaat) of unguentum aquosum (het prepraat dat gemaakt is met de basis pro unguentum aquosum). En dat geldt ook voor de cetomacrogolzalf en de lanettezalf.

Let op: Verwar de cetomacrogolzalf of de lanettezalf nooit met de veel meer voorkomende cetomacrogolcrème of de lanettecrème.

In het *FNA* staat precies beschreven op welke manier je verschillende stoffen aan deze basiszalven kunt toevoegen. Van al deze in het *FNA* vermelde toevoegingen bestaat de mogelijkheid om via Protype een gestandaardiseerd CBV te printen (vergeet niet om vóór de bereiding een autorisatieparaaf te vragen).

Wanneer het *niet* om een standaard FNA gaat, bestaat de mogelijkheid om via de KNMP Kennisbank de LNA-procedures op te zoeken. Daarin worden toevoegingen aan watervrije zalven beschreven.

7.3 Bereiden van crèmes

7.3.1 Olie en water in crème

Een crème is een smeerbare basis die bestaat uit een waterfase en een vetfase. Deze hydrofiele fase en lipofiele fase blijven goed gemengd, dankzij de aanwezigheid van een emulgator. Crèmes zijn emulsies.

Er zijn twee typen crèmes:
- O/W-crème: 'olie in water', de vetfase is verdeeld in de waterfase;
- W/O-crème: 'water in olie', de waterfase is verdeeld in de vetfase.

Nu zijn er stoffen die in staat zijn de watermantel om de oliebolletjes te verdrijven, bijvoorbeeld alcohol of salicylzuur. Boven een bepaalde concentratie zorgen deze stoffen ervoor dat de emulsie breekt. We zien dan oliedruppels ontstaan. De emulsie gaat kapot en er ontstaat weer een waterlaag en een olielaag, die niet mengen.

7.3.2 Conserveren van crèmes

Vetten hoeven niet te worden geconserveerd, want bacteriën kunnen in vetten niet groeien. Waterige preparaten moeten we juist wel conserveren, want bacteriën groeien heel gemakkelijk in water.

De volgende stoffen zijn conserveermiddelen:
- natriumbenzoaat;
- methyloxybenzoaat = methylparabeen (MOB);
- sorbinezuur;
- fenylmercurinitraat;
- benzoëzuur;
- propyloxybenzoaat = propylparabeen (POB);
- fenylmercuriboraat.

7.3.3 De O/W-crème

Een O/W-crème (een olie-in-watercrème) bevat vet dat fijn verdeeld is in de waterfase. De waterfase is de 'continue' of de aaneengesloten fase. De vetfase is hierin verdeeld; dit is de disperse fase. Een O/W-crème kan met water verdund worden en met water van de huid gespoeld. Omdat water de buitenste fase is, bederft een O/W-crème ook gemakkelijk. Om de kans op bederven te verkleinen, wordt een conserveermiddel toegevoegd. Meestal is dit sorbinezuur.

Vaak wordt aan een crème Cetiol V toegevoegd om er een goed smeerbare crème van te maken. Sorbitol wordt toegevoegd om uitdroging van de crème tegen te gaan.

De bereiding van een O/W-crème gebeurt door de vetfase met emulgatoren en de waterfase met elkaar te vermengen bij een temperatuur van 70 °C.

Verwerken van werkzame stoffen in O/W-crèmes

Net als bij de zalven kunnen in O/W-crèmes werkzame stoffen op verschillende manieren in de basis worden verwerkt. Zoals we hiervoor zagen, kunnen wateroplosbare stoffen in het water worden opgelost. Het *FNA* vermeldt bij enkele O/W-crèmes op welke wijze verschillende werkzame stoffen in de crème kunnen worden verwerkt. Met het programma Protype kan standaard een CBV van de verwerking van een geneesmiddel met een basiscrème worden uitgeprint. Wanneer er geen standaard FNA-voorschrift wordt voorgeschreven, bestaat de mogelijkheid om via de KNMP Kennisbank onder het kopje LNA-procedures (toevoegingen aan hydrofiele crème) het een en ander na te kijken.

Werkzame stoffen en eventuele hulpstoffen worden op de volgende drie manieren in een crème verwerkt:
- oplossen in de lipofiele of hydrofiele fase;
- mengen met de crème of een van beide fasen;
- afwrijven met de crème.

Wanneer een stof oplosbaar is in de *vetfase* wordt deze apart opgelost in extra Cetiol V (stabilisator). De benodigde hoeveelheid Cetiol V staat in het *FNA*. De hoeveelheid Cetiol V die wordt gebruikt om de oplossing te maken, wordt in mindering gebracht op de crèmebasis. De concentratie werkzame stof moet immers overeenkomen met wat is voorgeschreven. Het oplossen gebeurt in een RVS-mortier. Vervolgens wordt de basis-crème lege artis met de oplossing gemengd.

Is een stof oplosbaar in de *waterfase,* dan wordt deze stof apart opgelost in extra water. De benodigde hoeveelheid water staat in het *FNA.* De hoeveelheid water die gebruikt wordt om de oplossing te maken, wordt in mindering gebracht op de crèmeba-sis. De concentratie werkzame stof moet immers dezelfde worden als is voorgeschreven. Het oplossen gebeurt in een RVS-mortier. Vervolgens wordt de basiscrème lege artis met de oplossing gemengd.

Vloeistoffen zoals dimethylsulfoxide en solutio chloorhexidini digluconatis worden met de basiscrème gemengd. Dit geldt ook voor *halfvaste* stoffen, zoals teerpreparaten. Wanneer grote hoeveelheden teer (vloeistof) verwerkt moeten worden, wordt de crème eerst gemengd met vaseline en carbomeer.

Stoffen die niet of onvoldoende in de basis oplossen, worden in de crèmebasis *gedis-pergeerd* (fijngemaakt). De stof moet eerst voldoende fijn zijn. Wanneer de grondstof-pot geen deeltjesgrootte (bijvoorbeeld *90* of gemicroniseerd) aangeeft, wordt de stof eerst gepulveriseerd in de ruwe, stenen mortier. De (eventueel gepulveriseerde) stof wordt in een ruwe mortier met een ongeveer gelijke hoeveelheid crèmebasis afgewreven. Dit moet zorgvuldig gebeuren, opdat de crème straks geen 'puntjes' bevat, waarin de concentra-tie werkzame stof immers hoger is. De wanden van de mortier en de stamper moeten regelmatig met een schrapkaartje worden schoongemaakt. Daarna wordt de rest van de crèmebasis met gelijke delen erbij gemengd. Vaak is de crèmebasis kant-en-klaar aanwe-zig.

De *unguator* kan een handig hulpmiddel zijn bij het dispergeren van onoplosbare stoffen in de crèmebasis. Zoals eerder opgemerkt kan dit mengapparaat ook voor zalven worden gebruikt. Als mengvat dient een unguator-zalfpot, waarin de zalf of crème ook wordt afgeleverd. De unguator kan ook gebruikt worden in combinatie met een tube. Naast voordelen, zoals tijdwinst en weinig verlies, heeft dit apparaat ook nadelen. Zo geeft de unguator niet altijd een homogeen eindproduct (mengtijd en snelheid moeten per preparaat worden uitgezocht).

Wanneer meerdere onoplosbare stoffen in de crèmebasis worden verwerkt, worden de stoffen meestal eerst lege artis gemengd tot homogeen. Dit poedermengsel wordt ver-volgens lege artis met de crèmebasis gemengd. Hydrocortisonacetaat en triamcinolon-acetonide $1 = 10$ worden overigens altijd apart afgewreven in verband met agglomeraten.

7.3.4 De W/O-crème

Een W/O-crème (water in olie) bevat water dat druppelsgewijs is opgenomen in de vet-fase. De vetfase is de 'continue' of de aaneengesloten fase. Het water is hierin verdeeld; dit is de disperse fase. Een W/O-crème wordt verdund met olie of vet en kan niet met water van de huid gespoeld worden. Daarom wordt een W/O-crème ook wel vette crème of hydrofobe (waterafstotende) crème genoemd. Bij de bereiding van W/O-crèmes wor-den de vetten en de emulgator meestal boven het waterbad gesmolten en daarna tot bekoeling geroerd. Water wordt als laatste druppelsgewijs toegevoegd en gemengd.

Een voorbeeld van een W/O-crème is de koelzalf. Hierna zie je hoe deze zalf wordt bereid.

> **Voorbeeld**
> R/
> Arachidis oleum raffinatum 57,5
> Cera alba 12,5
> Monoleinum 5
> Rosae Aetheroleum 1 dr
> Aqua purificata 25
>
> *Bereidingswijze:*
> Verwarm de arachideolie, de witte bijenwas en de monoleïne tot smelten.
> Houd de massa homogeen tijdens bekoelen.
> Meng met het gezuiverd water.
> Meng met de rozenolie.

Koelzalf is onverenigbaar met sulfobituminose-ammonium. In de LNA-procedures is opgenomen welke stoffen je aan de koelzalf kunt toevoegen en hoe je dit doet.

7.4 Basiscrèmes van het *FNA*

7.4.1 Toevoegingen aan basispreparaten

Aan de basispreparaten van het FNA kunnen stoffen worden toegevoegd. Van al deze toevoegingen is het mogelijk om via Protype een gestandaardiseerd CBV te printen (vergeet niet om voor de bereiding een autorisatieparaaf te vragen).

Lanettecrème is beter bestand tegen de chemische invloed van toegevoegde stoffen dan cetomacrogolcrème. De emulgator van lanettecrème is stabieler. Dat is ook de reden dat het *FNA* vaak kiest voor lanettecrème als er stoffen aan toegevoegd moeten worden.

Bij werkzame stoffen die worden toegevoegd aan de lanettecrème II moet een speciale bereiding in acht worden genomen. Als je dus iets moet toevoegen, raadpleeg dan altijd eerst het *FNA*. En als je het daar niet in vindt, kijk dan ook eens bij de LNA-procedures.

7.5 Bereiden van een gel

7.5.1 Eigenschappen van een gel

Gels bestaan uit een hydrofiele vloeistof (water, glycerol, propyleenglycol, alcohol, enz., vaak in combinatie), waarin een viscositeitverhogende stof (methylcellulose 400 mPa, methylhydroxypropylcellulose, carbomeer) is verwerkt.

In het *FNA* gaan we in de meeste gevallen uit van de carbomeerwatergel 1 %.

Carbomeergels zijn onverenigbaar met stoffen als:
- salicylzuur;
- chloorhexidinedigluconaat;
- aluminiumacetotartraat;
- gentiaanviolet;
- zinksulfaat (ook zinkoxide geeft een verstoring van de gelstructuur).

In de LNA-procedure Bereiding staat een aparte tabel met onverenigbaarheden.

7.5.2 Conserveren van gels

Bij gels is conservering noodzakelijk. Hiervoor komen verschillende conserveermiddelen in aanmerking. Als er meer dan 15 % alcohol in zit, is conservering niet noodzakelijk.

Werkzame stoffen en eventuele hulpstoffen kunnen op de volgende drie manieren worden verwerkt:

- oplossen in een van de hydrofiele vloeistoffen of een mengsel daarvan;
- mengen met de gel;
- dispergeren (afwrijven) met de gel.

7.5.3 Bewaring

Bij drie maanden bewaren daalt de pH van de gel 0,1 eenheid.

De gel is met 10 % propyleenglycol geconserveerd (10 % propyleenglycol maakt het preparaat vrij goed bestand tegen micro-organismen; 15 % geeft een betere fungicide werking), omdat methylhydroxybenzoaat relatief vaak overgevoeligheid geeft en sorbinezuur bij pH 6–6,5 weinig effectief is.

Wanneer patiënten van propyleenglycol irritatie ondervinden, kan met 0,15 % methylhydroxybenzoaat worden geconserveerd.

Is de gel voor rectale of oculaire toediening bedoeld, dan kan propyleenglycol niet worden gebruikt vanwege irritatie en bij orale toediening niet vanwege de slechte smaak.

De gel met 10 % propyleenglycol heeft een viscositeit die vrijwel gelijk is aan die van 1,1 % carbomeerwatergel zonder propyleenglycol. Als dus methylhydroxybenzoaat wordt gebruikt, is de gel iets dunner.

Indien noch propyleenglycol, noch methylhydroxybenzoaat kan worden gebruikt, is het mogelijk carbomeerwatergel na bereiding te steriliseren. Na aanbreken van de verpakking is de gebruikstermijn twee weken.

7.6 Bereiden van een pasta

Pasta's zijn halfvaste preparaten, waarbij een hoog percentage vaste stof – vaak 50 % of meer – in de basis is gedispergeerd. Met de pasta's die in de negende uitgave van de *Nederlandse Farmacopee* zijn beschreven, worden vette (hydrofobe) pasta's bedoeld.

7.6.1 Stijve (vette) pasta's

Vette pasta's bevatten gewoonlijk witte vaseline als vetfase. Soms is een gedeelte van de vaseline vervangen door dikvloeibare paraffine om de smeerbaarheid te verbeteren, zoals in pasta zinci oxidi FNA.

Vette pasta's zijn moeilijk van de huid te verwijderen en daarom ongeschikt voor behaarde huidgedeelten. Ze worden gebruikt bij acute, niet te sterk nattende huidaandoeningen.

Vette pasta's worden bereid door de onoplosbare stoffen (zo nodig na fijnwrijven) in de basis te dispergeren. Vanwege de grote hoeveelheid vaste stof is het moeilijk om alle agglomeraten handmatig te verwijderen. Om deze reden worden vette pasta's door de zalfmolen gehaald en daarna opnieuw gemengd.

7.6.2 Waterige pasta's

Waterige pasta's – ook wel hydrofiele pasta's, droge of drogende pasta's genoemd – bestaan uit een hydrofiele basis waarin grote hoeveelheden (onoplosbare) vaste stof zijn verwerkt. Gewoonlijk is 40–60 % vaste stof aanwezig. Deze stoffen worden (zo nodig na fijnwrijven) in de hydrofiele basis gedispergeerd. De samenstelling van waterige pasta's lijkt op die van schudmixturen (zie ▶ par. 7.7), maar het percentage aan vaste stof is ongeveer het dubbele.

De microbiologische houdbaarheid wordt verbeterd door water van goede microbiologische kwaliteit te gebruiken.

7.7 Vloeibare dermatica

Vloeibare huidpreparaten bevatten een hydrofiele of lipofiele basis waarin geneesmiddelen en eventuele hulpstoffen zijn opgelost, geëmulgeerd of gesuspendeerd.

De vloeibare dermatica worden onderverdeeld in:
- lotions (solutiones, oplossingen FNA);
- schudmixturen (lotions, schudsels FNA);
- smeersels (linimenta FNA).

Smeersels kunnen in allerlei vormen voorkomen. Een bekend voorbeeld van een smeersel is zinkoxidesmeersel = linimentum zinci oxidum oleosa FNA. Tegenwoordig noemen we dit een *weke pasta*.

Let op: Verwar het zinkoxidesmeersel niet met het zinkoxideschudsel (lotio alba).

7.8 Berekeningen voor het bereiden van dermatica

Bij het bereiden van dermatica moet je dikwijls allerlei berekeningen uitvoeren. Hierna volgen oefeningen en rekenvoorbeelden. Soms wordt bij geneesmiddelen de hoeveelheid van een bestanddeel voorgeschreven in verhouding tot de hoeveelheid van het geheel. Dit wordt gedaan in procenten of promillen, dan wel met aanduidingen als 1:10, 1:100.

7.8.1 Procenten en promillen

Voorbeeld 1
R/
Sol. acid. boric. 3 % 300
Hoeveel boorzuur weeg je af?

Uitwerking:
3 % van 300 = 9 g

Aanduidingen als 1:10, 1 = 100, één op duizend en dergelijke.

Voorbeeld 2
Maak 5 g van een verdunning 1 = 100 van hydrocortisonacetaat met lanettecrème I.
Bereken hoeveel gemicroniseerde hydrocortisonacetaat en lanettecrème I je nodig
hebt.

Uitwerking:
5 g = 5000 mg 1 = 100
1 mg = 100 mg
… mg = 5000 mg (vermenigvuldigd met 50) dus … ook vermenigvuldigen met 50.
Conclusie: 50 mg hydrocortisonacetaat mic. en 4950 mg lanettecrème I.

We draaien nu de rollen om en berekenen de concentratie uit de hoeveelheid per
bereiding.

Voorbeeld 3
Zinci sulf. 0,750 g
Acid. Boric 7,5 g
Methyloxybenzoaat 0,90 mg
Aq. ad 300 g
Bereken de concentratie van het zinksulfaat in procenten.

Uitwerking:
1 % van 300 g is 3 g
0,750 delen door 3 × 1 % = 0,25 %

Bereken het percentage van een verhouding.

> **Voorbeeld 4**
> A:B = 1:40, hoeveel procent is A van B?
>
> *Uitwerking:*
> 1:40 = ...:100 (van 40 naar 100 is vermenigvuldigen met 2,5 dus ... het getal 1 ook met
> 2,5 vermenigvuldigen; uitkomst is dus 2,5 %.

Norm: Net zoals bij tabletten, capsules en dergelijke heb je bij zalven ook een bepaalde dosering. Dit wordt dan niet opgegeven in driemaal daags een dun laagje, maar dit wordt opgegeven in mg/g werkzame stof.

> **Voorbeeld 5**
> Acidum salicylicum (*90*) 2000 mg
> Cremor lanette ad 40 g
> De dosering voor salicylzuur (lokaal) is 50–100 mg/g
> Mag je deze crème nu bereiden?
>
> *Uitwerking:*
> Dosering 50–100 mg/g betekent 5–10 g per 100 g; vertaald naar 40 g is dit:
> 40:100 × 5 (10) g = 2 (4) g = 2000 (4000) mg.

7.9 Apparatuur voor het bereiden van grotere hoeveelheden zalven en crèmes

In een openbare apotheek maak je dikwijls kleine hoeveelheden zalven en crèmes. Maar wat als je bijvoorbeeld 10 kilo zalf moet bereiden, 50 gram zwavel moet afwrijven of 5 kilo ureum moet oplossen, bijvoorbeeld in een ziekenhuis of in een speciaal daarvoor opgezette bereidingsapotheek? In de apotheek kan hiervoor diverse maal-, meng- en dispergeerapparatuur en afvulapparatuur aanwezig zijn.

De rotorstator bestaat uit een ring (stator) met een aantal spleten. Binnenin draait de rotor. De rotor bestaat uit een aantal messen. De rotor-statormenger wordt gebruikt voor het bereiden van oplossingen voor gels. Daarnaast wordt de rotorstator gebruikt voor het dispergeren van vaste stoffen in vloeibare zetpilmassa's (◘ fig. 7.1).

De planeetmenger is te vergelijken met een grote keukenmenger. Centraal is een roerder geplaatst. Deze roerder draait om zijn eigen as en maakt tevens de roterende beweging die een planeet maakt. De planeetmenger wordt gebruikt voor de bereiding van crèmes, zalven, suspensies, gels en licht viskeuze stoffen (◘ fig. 7.1).

De Stephan-menger bestaat uit een kom waarin centraal twee messen zijn geplaatst. Deze messen staan in propellerstand. De menger heeft verder een mengvleugel. De Stephan-menger wordt gebruikt bij de bereiding van zalven, crèmes, gels, pasta's, oplossingen en poedermengsels (◘ fig. 7.2).

Onder in de bekermenger bevindt zich een mengkruis dat bestaat uit een aantal messen. Het kruis maakt een draaiende beweging. De bekermenger lijkt veel op een keukenmixer. De bekermenger wordt gebruikt bij de bereiding van oplossingen (◘ fig. 7.2).

7

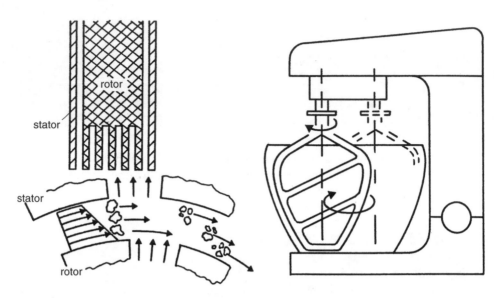

◘ **Figuur 7.1**   Rotorstator en planeetmenger

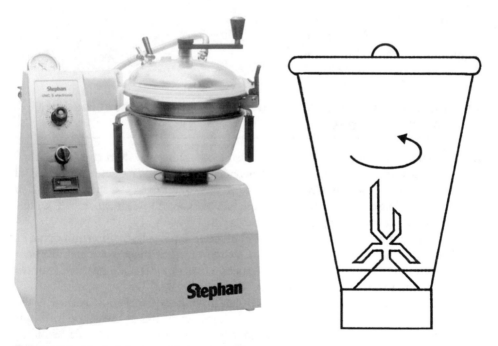

◘ **Figuur 7.2**   Stephan-menger en bekermenger

De zalfmolen bestaat uit drie rollen. De afstand tussen de rollen is instelbaar. Doordat de zalf tussen de rollen draait, worden agglomeraten (klontjes) uiteengedrukt. De zalfmolen wordt gebruikt bij de bereiding van grotere charges zalf. Door het gebruik van een zalfmolen wordt de bereiding ontmengd. Dus na gebruik van de zalfmolen meng je de bereiding opnieuw homogeen (◘ fig. 7.3).

7.9 · Apparatuur voor het bereiden van grotere hoeveelheden zalven en crèmes

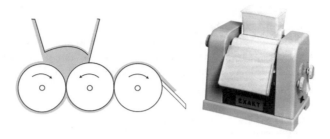

◘ **Figuur 7.3**   Rollen van de zalfmolen en de zalfmolen

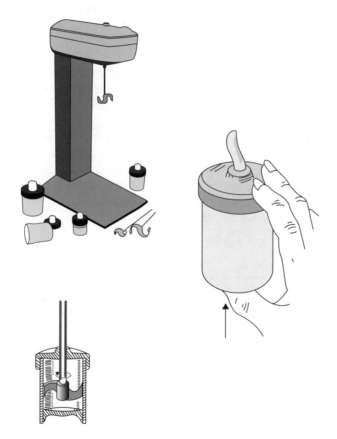

◘ **Figuur 7.4**   Unguator

We hebben het nu over het mengen, malen en verdelen gehad, maar nog niet over de wijze waarop zo'n charge verpakt wordt. Veronderstel dat je 600 tubes moet uitvullen; dit kost natuurlijk veel te veel tijd. Hierna worden twee voorbeelden gegeven over het uitvullen van zo'n charge.

De crème of zalf wordt in het cilindervormig vat van de unguator gebracht (◘ fig. 7.4). Door de zuiger met het handwiel naar beneden te draaien wordt de crème of zalf in de tube geduwd die op de uitloopbuis is geschoven. Op deze vulbuizen is een ringmarkering aangebracht voor een gelijke vulling van de tubes.

De unguator is een mengapparaat voor de verwerking van vaste stoffen in een crème of zalf. Als mengvat dient een unguator-zalfpot die tevens de patiëntverpakking is. In dit mengvat wordt de inhoud met een goed aan de wand aansluitende mengvleugel gemengd. De mengvleugel is hiervoor aan een roermotor bevestigd. De unguator-zalfpot kan door de patiënt ook als een soort tube worden gebruikt.

7.10 Kwaliteitseisen dermatica

Bij de bereiding van dermatica moet met veel factoren rekening worden gehouden:
- De werkzame bestanddelen moeten fijn verdeeld zijn in de basis (deeltjesgrootte).
- Het bereide preparaat moet stabiel zijn en dus zodanig bereid en verpakt dat er geen ontleding optreedt.

Om een goed product af te leveren, doen we tussentijdse of in-procescontroles, dat wil zeggen dat we tijdens het bereidingsproces nagaan of de bestanddelen fijn genoeg zijn, of de bestanddelen goed zijn opgelost, of het product homogeen is en – zo nodig – nog veel meer controles.

Als het product helemaal klaar is, controleren we de zalf, crème, gel en pasta op homogeniteit door een laagje van het preparaat tussen twee glasplaatjes aan te brengen. Na zacht drukken mogen geen belletjes, deeltjes of sliertjes aanwezig zijn.

Bij vloeibare dermatica moet na schudden het werkzame bestanddeel gelijkmatig over de suspensie verdeeld zijn. Bij emulsies mag de olie- en waterfase niet gescheiden zijn. Oplossingen (bijvoorbeeld bij lotions) moeten helder zijn.

7.10.1 Bewaring

Voor FNA-dermatica gelden speciale bewaartermijnen (zie ◘ tab. 7.1).

Vermeld een bewaartermijn zoals aangegeven. Bij onbekende chemische of fysische stabiliteit geldt een bewaartermijn van maximaal één maand na bereiding. De bewaartermijn in de apotheek kan hiervan afwijken.

7.11 Verpakken en etiketteren

Aangezien sorbinezuur ontleedt onder invloed van licht, wordt het gebruik van een niet-lichtdoorlaatbare verpakking aanbevolen. De (gecoate) aluminium tubes zijn daarvoor geschikt.

Er zijn ook kunststof tubes verkrijgbaar; van deze verpakkingen is bekend dat zij lichtdoorlatend zijn. De stabiliteit van de crème in deze verpakkingen is niet gevalideerd.

Op alle FNA-preparaten staat de wijze van bewaren, de verpakking, het nummer van de Patiënten Informatie Folder (PIF) of Geneesmiddel Informatie Folder (GIF) en de etikettering.

🔲 **Tabel 7.1**   Bewaartermijnen voor FNA-dermatica na afleveren aan de patiënt

toedieningsvormen	bewaartermijn na aanbreken
collodium	6 weken
emulsie voor cutaan gebruik niet geconserveerd	2 weken
emulsie voor cutaan gebruik geconserveerd	6 maanden
crème niet geconserveerd (tube)	3 maanden
crème idem in pot	1 maand
crème geconserveerd in tube	12 maanden
crème idem in pot	3 maanden
gel niet geconserveerd	2 weken in koelkast
gel met alcohol	3 maanden
gel waterhoudend in tube	3 maanden
oplossing cutaan niet geconserveerd	2 weken
oplossing geconserveerd	6 maanden
oplossing met alcohol	3 maanden
pasta waterhoudend pot	1 maand
pasta niet waterhoudend pot	6 maanden
shampoo	6 maanden
strooipoeder	12 maanden
suspensie cutaan niet geconserveerd	2 weken
suspensie cutaan geconserveerd	6 maanden
zalf niet geconserveerd tube	3 maanden
zalf niet geconserveerd pot	1 maand
zalf geconserveerd tube	12 maanden
zalf geconserveerd pot	6 maanden

Opmerking etikettering: indien, zoals bij de clindamycinelotion 1 % FNA, door de hoge ethanolconcentratie, het vlampunt 22 °C is, komt er op het etiket de waarschuwing ontvlambaar. Dit is niet wettelijk verplicht, maar wel nodig voor de veiligheid van de patiënt.

Steriel en aseptisch werken

Samenvatting
Geneesmiddelen kunnen op verschillende manieren worden toegediend.
De orale en rectale toedieningsroutes gaan door het maag-darmkanaal. Het
maag-darmkanaal selecteert de op te nemen stoffen en houdt ongewenste
vreemde deeltjes en micro-organismen tegen. Wanneer het geneesmiddel
rechtstreeks in het lichaam wordt gebracht, ontbreekt deze bescherming.
Dit heeft consequenties voor de manier waarop deze geneesmiddelen
worden bereid. Verder zijn sommige organen, zoals het oog, erg gevoelig en
kwetsbaar. Een oogzalf mag daarom geen deeltjes bevatten. Ook dit soort
toedieningsvormen worden dus met de nodige voorzorgsmaatregelen bereid,
waaronder persoonlijke hygiëne, beschermingsmiddelen maar ook speciale
bereidingsruimtes en -apparatuur (zoals een LAF-kast). Afhankelijk van het
product en de toedieningsweg kan steriel werken noodzakelijk zijn.

© Bohn Stafleu van Loghum is een imprint van Springer Media B.V., onderdeel van Springer Nature 2021
Y. M. Groot-Padberg, *Bereiden en aseptisch handelen*, Basiswerk AG,
https://doi.org/10.1007/978-90-368-2649-5_8

8.1 Inleiding en leerdoelen

Geneesmiddelen kunnen op verschillende manieren worden toegediend. De orale en rectale toedieningsroutes gaan door het maag-darmkanaal. Het maag-darmkanaal selecteert de op te nemen stoffen en houdt ongewenste vreemde deeltjes en micro-organismen tegen. Wanneer het geneesmiddel rechtstreeks in het lichaam wordt gebracht, ontbreekt deze bescherming. Dit heeft consequenties voor de manier waarop deze geneesmiddelen worden bereid. Verder zijn sommige organen, zoals het oog, erg gevoelig en kwetsbaar. Een oogzalf mag daarom geen deeltjes bevatten. Ook dit soort toedieningsvormen wordt dus met de nodige voorzorgsmaatregelen bereid.

Leerdoelen
Je kunt:
- uitleggen wat desinfecteren is;
- uitleggen wat steriliseren is;
- beschrijven welke methoden er zijn om te steriliseren;
- uitleggen wat een LAF-kast is;
- beschrijven wat aseptisch werken is en welke randvoorwaarden hieraan worden gesteld;
- uitleggen welke gedragsregels er voor een LAF-kast gelden.

8.2 Hygiëne

Het doel van goede hygiëne is de microbiologische kwaliteit van farmaceutische producten te garanderen. Hierbij kun je denken aan de microbiologische kwaliteit van de grondstoffen, de bereidingsapparatuur, de werkwijze, de ruimtelijke voorzieningen en de persoonlijke hygiëne (goede lichaamsverzorging, schone kleding, handen wassen, enzovoort). Het streven naar goede hygiëne is dus van groot belang voor een goede kwaliteit van het geneesmiddel. De Nederlandse Apotheek Norm (NAN) geeft hiervoor algemene richtlijnen.

8.3 Bacteriën waarop gelet moet worden bij steriele productie

■ **Bacteriën afkomstig van de mens**

Bij de bereiding van steriele preparaten moet de bereider zo min mogelijk micro-organismen overdragen op het te bereiden preparaat (=contaminatie). De mens zelf is één van de belangrijkste contaminatiebronnen. De belangrijkste bacteriën die afkomstig zijn van de mens zijn *Staphylococcus aureus* en *Staphylococcus epidermidis*. Veel mensen dragen *Staphylococcus aureus* in hun neus. Een aantal mensen verspreidt deze bacterie in de ruimte door praten, hoesten, niezen en kuchen. Hoewel zij zelf als drager niet ziek worden door de bacterie, kunnen andere mensen wél ziek worden. Mensen met een verminderde weerstand (in ziekenhuizen, woonzorgcentra, verpleeghuizen) lopen een groter risico om ziek te worden.

De tweede bron van bacteriën van de mens is de huid. De bovenste laag schilfert permanent af. Op de huid bevinden zich de huidbacterie *Staphylococcus epidermidis* en wisselende bacteriën. Het aantal micro-organismen is over de huid niet overal even groot. Vooral de hoofdhuid en andere behaarde huid bevatten veel micro-organismen.

■ De mens als contaminatiebron

Mensen verspreiden tijdens hun werkzaamheden voortdurend deeltjes afkomstig van huid en haren én deeltjes uit de mond en neus. Op deze deeltjes komen micro-organismen voor. Na douchen en wassen blijkt het aantal bacteriën op de huid te zijn afgenomen. Het aantal bacteriën dat wordt verspreid neemt echter toe, omdat de bacteriën zijn losgekomen van de huid. Door na het wassen van de handen een desinfectiemiddel te gebruiken, verminder je het aantal bacteriën dat vrijkomt.

Bacteriën kunnen ook met de uitademingslucht meekomen en zo tijdens de bereiding een besmetting veroorzaken. Het dragen van een goed sluitend mond-neusmasker kan de besmetting van lucht, apparatuur en product voorkómen. Verder kun je bijdragen aan minder verspreiding van bacteriën door niet of zo weinig mogelijk te praten, niet te niezen, geen onnodige bewegingen te maken en niet meer mensen dan nodig tijdens een productie aanwezig te laten zijn.

■ Waterbacteriën

Bacteriën die zich goed in water kunnen handhaven, groeien zelfs in gedestilleerd en weer afgekoeld water. Deze bacteriën zijn slecht bestand tegen verhitting. Temperaturen boven de 70 °C overleven ze niet. Om die reden wordt gedestilleerd water in de ziekenhuisapotheek altijd bij temperaturen hoger dan 70 °C bewaard. Om dezelfde reden worden vaten waarin infusen bereid worden en de leidingen naar het uitvulpunt 'uitgestoomd' met stoom van 100 tot 120 °C.

■ Bacteriën afkomstig van de grondstoffen en utensiliën

Vooral grondstoffen van plantaardige of dierlijke oorsprong kunnen bacteriën bevatten. Bij synthetische grondstoffen is de kans op besmetting met bacteriën tijdens de productie klein. Bij het bewaren kan bacteriegroei optreden, bijvoorbeeld bij hygroscopische grondstoffen die vochtig bewaard worden.

Utensiliën en apparatuur die bij steriele productie worden gebruikt, moeten schoon, droog en zo mogelijk steriel zijn. Vocht is een goede voedingsbodem voor bacteriën. Daarom is het belangrijk na de bereiding alle gebruikte utensiliën zo droog mogelijk achter te laten, indien mogelijk te steriliseren.

Om ophoping van stof (met bacteriën) te voorkómen, wordt er iedere dag goed schoongemaakt. In een steriele ruimte kunnen de ramen om redenen van stofverspreiding niet open, er mogen geen vensterbanken zijn en de muren en vloeren zijn glad afgewerkt. Ook mag je om die reden geen kartonnen buitenverpakkingen meenemen. Bij het openen komt er namelijk stof vrij. Materialen worden in de directe omsluitende (steriele) verpakking in de ruimte meegenomen.

8.4 Bacteriën aantonen

In de *Europese Farmacopee* is een methode beschreven om bacteriën aan te tonen. Met deze methode worden de kiemgetallen op een voedingsbodem van sojacaseïne bepaald. Het kiemgetal is het aantal bacteriën in de oorspronkelijke oplossing. De bepaling ervan gaat als volgt. Van het steriele product wordt een kleine hoeveelheid gefiltreerd door een bacteriefilter. Indien er nog bacteriën in het product aanwezig zijn, blijven die op het filter achter. Het filter wordt met een pincet op de voedingsbodem overgebracht en twee tot vijf dagen in een broedstoof bij 35 °C weggezet. Iedere bacterie of schimmel groeit in die tijd uit tot een zichtbare kolonie. Door het aantal kolonies te tellen, kan het aantal bacteriën in de oorspronkelijke oplossing (het kiemgetal) worden bepaald.

Bij in-processcontroles tijdens steriele productie hoort dit kiemgetal altijd laag te zijn. De resultaten van de controles kunnen gebruikt worden om de oorzaak van de bacteriegroei aan te pakken.

8.5 Desinfecteren

Desinfecteren is langs fysische (verwarmen of verhitten) of chemische (met bacteriedodende stoffen) weg het kiemgetal verminderen, met de bedoeling de overdracht van bepaalde micro-organismen te verhinderen. De wijze van desinfectie is sterk afhankelijk van de reden van desinfecteren en het materiaal dat gedesinfecteerd wordt. Meer over het desinfecteren van handen en oppervlaktes vind je in het boek *Productzorg voor apothekersassistenten*.

8.5.1 Chemische desinfectie bij werken in de LAF-kast

Een LAF-kast is een kast met een laminaire luchtstroom waarin aseptische handelingen worden uitgevoerd (▶ par. 8.7). Met alcohol 70 % wordt de binnenkant van LAF-kasten gedesinfecteerd. Hoe je dit het beste doet, lees je in ▶ par. 8.7. Toevoegingen van chloorhexidine of andere desinfectantia aan de alcohol 70 % geeft neerslag op de wanden en wordt daarom niet gebruikt.

Materialen die in de LAF-kast worden geplaatst, moeten of met alcohol 70 % of met chloorhexidine 0,5 % in alcohol 70 % gedesinfecteerd te worden. Rubber stoppen worden voor aanprikken (= met naald door rubber stop heen prikken om met spuit vloeistof toe te voegen of eruit te halen) gereinigd met jood 1 % in alcohol 70 % of chloorhexidine 0,5 % in alcohol 70 %.

8.5.2 Thermische desinfectie van apparatuur

Thermische desinfectie (dus met verwarmen of verhitten) is alleen mogelijk bij apparatuur die tegen hogere temperaturen bestand is. Hiervoor komen in aanmerking: bereidingsvaten, afvulleidingen voor infuusvloeistoffen, uitvulslangen en bepaalde filters. Deze desinfectie moet wel lang genoeg duren, bijvoorbeeld 30 tot 60 minuten bij 80 tot 100 °C, om alle bacteriën te doden.

8.6 Sterilisatie

8.6.1 Steriliseren

Steriliseren is een proces waarmee men een product of een preparaat vrijmaakt van levende micro-organismen. De levende kiemen worden gedood of verwijderd.

Vanzelfsprekend wordt bij de bereiding van een steriel preparaat zo veel mogelijk rekening gehouden met een lage uitgangscontaminatie. Dit houdt in dat de lucht, het water, de utensiliën en de omgeving waar dit preparaat wordt bereid geen of zeer weinig levende micro-organismen mogen bevatten. De verpakking waarin we het steriele preparaat afleveren, moet natuurlijk ook steriel zijn.

In een ziekenhuisapotheek wordt veel aandacht besteed aan de ruimten waarin en de omstandigheden waaronder de steriele preparaten worden bereid. Daarvoor zijn speciale normen, zoals de *Europese Richtlijnen voor steriliteit en steriel werken* en de *Good Manufacturing Practice in de Ziekenhuisfarmacie* (GMPZ). Hierin is precies beschreven aan welke normen bijvoorbeeld een ruimte voor het bereiden van steriele preparaten moet voldoen.

In een openbare apotheek zijn dergelijke voorzieningen niet mogelijk. Het bouwen van deze ruimten is namelijk bijzonder kostbaar en vaak ontbreekt de ruimte ervoor. Daarom bereidt de apotheek maar een beperkt aantal steriele preparaten, zoals oogdruppels en pijnbestrijdingscassettes. Voor dergelijke bereidingen is wel een schone en afgesloten ruimte noodzakelijk.

Er zijn volgens de *Europese Farmacopee* vijf methoden om producten of preparaten te steriliseren:

1. stoomsterilisatie;
2. hete-luchtsterilisatie;
3. gassterilisatie;
4. sterilisatie met gammastraling;
5. sterilisatie door middel van membraanfiltratie (aseptische bereiding).

Door middel van één van deze methoden kunnen levende micro-organismen of kiemen gedood of verwijderd worden.

8.6.2 Sterilisatiemethoden

Stoomsterilisatie (natte sterilisatie)

Natte sterilisatie is sterilisatie met verzadigde stoom (stoom is verhitte waterdamp) onder uitsluiting van lucht. In de praktijk wordt gebruikgemaakt van een autoclaaf (◻ fig. 8.1) of een hogedrukpan voorzien van temperatuur- en drukmeter en veiligheidsventiel.

Deze sterilisatiemethode berust op de energieoverdracht van verhitte waterdamp aan de te steriliseren voorwerpen. Omdat verhitte waterdamp meer energie overdraagt dan verhitte lucht, is het nodig de lucht in de autoclaaf te vervangen door waterdamp. De uitsluiting van lucht gebeurt door eerst stoom uit het ventiel van de pan te laten ontsnappen. Vervolgens wordt het ventiel dichtgedraaid waarna temperatuur en druk stijgen. De sterilisatietijd gaat pas in als de juiste temperatuur is bereikt. Houd daarom rekening met

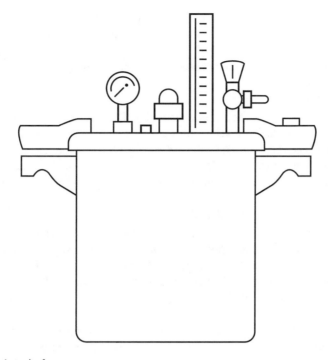

■ **Figuur 8.1** Autoclaaf

de opwarmtijd. Soms maakt men gebruik van stoomsterilisatie bij 100 °C, bijvoorbeeld in het geval van oogdruppels. De samenstelling verdraagt namelijk geen hogere temperatuur. Anders steriliseert men op 121 °C.

Let op: als de druk in de autoclaaf wordt vervangen door verzadigde stoom en de temperatuur hiervan wordt verhoogd, neemt de druk in de hogedrukpan toe. Open *nooit* een hogedrukpan die onder druk staat!

Met deze methode worden injectie- en infusievloeistoffen, basis voor oogdruppels, blaasspoelingen, oogdruppels etc. gesteriliseerd. Ook wordt deze methode toegepast voor het steriliseren van flacons, hulpmiddelen bij basisbereidingen zoals glaswerk, schrapkaartjes en bacteriefilters, mits op een bepaalde manier verpakt.

Hete-luchtsterilisatie (droge sterilisatie)

Droge sterilisatie wordt toegepast voor het steriliseren van voorwerpen, als stoom onvoldoende in de te steriliseren voorwerpen kan dringen of als het product of het materiaal niet met vocht in aanraking mag komen en verder bij het steriliseren van porseleinen of stalen voorwerpen.

De temperatuur moet wel veel hoger zijn dan bij de stoomsterilisatie. Bij deze sterilisatiemethode wordt met een hogere temperatuur en langere sterilisatietijden gewerkt. Zoals gezegd draagt hete lucht de warmte minder goed over naar het voorwerp dan hete stoom. In een sauna kun je prima zitten als de temperatuur van de lucht 80 °C is, terwijl je badwater van meer dan 40 °C niet kunt verdragen.

Ook bij hete-luchtsterilisatie geldt een opwarmtijd. Er wordt op temperaturen van 160, 170 en 180 °C gesteriliseerd. Hoe hoger de temperatuur, des te korter de tijd die nodig is om te steriliseren.

Met deze methode worden bijvoorbeeld oogzalfbases gesteriliseerd.

Gassterilisatie

Gassterilisatie wordt uitgevoerd met ethyleenoxide. Dit is een zeer giftig gas, dat gebruikt wordt bij sterilisatie van medische hulpmiddelen, verpakkingsmaterialen en andere materialen voor medisch gebruik. Gemengd met lucht kan dit gas een explosief mengsel geven, zodat eerst alle lucht verwijderd moet worden uit de ruimten waar deze sterilisatie wordt uitgevoerd. In de apotheken wordt niet met deze methode gewerkt.

Sterilisatie met gammastraling

De gammastraling is afkomstig van een radioactieve stralingsbron. Het voordeel van deze methode is dat de straling door de verpakking heen dringt, waardoor sterilisatie mogelijk is van reeds geheel verpakte materialen, zoals verbandstoffen, medische hulpmiddelen, injectiespuiten, bacteriefilters en oogdruppelflacons. Ook met deze methode wordt niet in de apotheek gewerkt.

Sterilisatie door middel van membraan- of bacteriefilters

Voordat een oplossing door warmte wordt gesteriliseerd, wordt deze gefiltreerd door membraanfilters. Dit gebeurt om stofjes en verontreinigingen uit de oplossing te verwijderen.

Sommige producten ontleden bij verwarmen of verhitten. Ook in die gevallen wordt gebruikgemaakt van filtratie door membraanfilters. Wordt een dergelijke filtratie toegepast om een kiemvrij product te krijgen, dan wordt een steriel bacteriefilter gebruikt. Er wordt uitgegaan van zo steriel mogelijke omstandigheden. Dit heet aseptisch bereiden.

Membraanfilters zijn dunne filterschijven met uniforme, regelmatige poriën. Grote membraanfilters worden vaak in de industrie of ziekenhuisapotheek gebruikt. In de openbare apotheek gebruikt men de kleine variant. De afmetingen van de poriën zijn zodanig dat de grootte bekend is van de kleinste deeltjes die worden vastgehouden. Hierna volgen de voornaamste eisen die aan membraanfilters worden gesteld en enkele eigenschappen:

- Membraanfilters worden van verschillende materialen gemaakt, zoals cellulose, nylon of teflon.
- Niet alle membraanfilters zijn bestand tegen dezelfde oplosmiddelen of vloeistoffen.
- Membraanfilters kunnen tegen filtratie met drukverhoging; met uitzondering van bijvoorbeeld een cellulosefilter.
- Membraanfilters zijn er in alle maten en verschillende poriëngrootten (een membraanfilter van 0,2 µm wordt als bacteriefilter gebruikt, omdat deze poriën zo klein zijn dat ze bacteriën kunnen tegenhouden).
- Membraanfilters kunnen goed gesteriliseerd worden of worden steriel aangeleverd.
- Membraanfilters mogen geen deeltjes afgeven of reageren met de te filtreren oplossingen of preparaten.
- De filtratiesnelheid (snelheid waarmee wordt gefiltreerd) door een membraanfilter wordt bepaald door:
  - poriëngrootte;
  - oppervlak van het filter;

— druk op de vloeistof;
— viscositeit van de vloeistof;
— aantal deeltjes of micro-organismen in de te filtreren vloeistof.
— Na filtratie mag de membraanfilter:
  — niet gescheurd zijn;
  — geen pyrogenen doorgelaten hebben;
  — niet verstopt zijn.

Het filter wordt na elke filtratie getest met de 'borrelpunttest'. Bij deze test wordt snel zichtbaar of het filter goed is. Ontstaan er bij lichte druk al belletjes, dan is het filter lek. Is er na overmatige druk nog geen belletje te bespeuren, dan is het filter verstopt (zie de werkinstructie in het kader).

Werkinstructie borrelpunttest membraan wegwerpfilters

Principe

Met een borrelpunttest controleer je of een filter na gebruik nog goed is. Als er scheurtjes in het filter zitten, maar ook als een verkeerd filter is gebruikt, of het filter is verstopt, zal dit blijken uit deze test.

Uitvoering

— Neem het filter na filtratie van het uitvulapparaat dan wel de spuit.
— Spoel het filter voor met 10 ml gedestilleerd of gedemineraliseerd (demi)water. In de praktijk zie je dat deze stap vaak wordt vergeten. Wijs je collega's dan gerust op de noodzaak dit te doen; aanwezige deeltjes op het oppervlak (bijvoorbeeld benzalkoniumchloride) kunnen namelijk ook het doorlaten van lucht bemoeilijken, terwijl dit niets te maken heeft met de kwaliteit van het filter.
— Neem een 10 ml wegwerpspuit en trek de zuiger op tot 10 ml.
— Plaats het nog natte filter op de met lucht gevulde wegwerpspuit.
— Houd het filter in een bekerglas onder water.
— Druk de zuiger naar beneden, tot het in de volgende tabel aangegeven volume. Er mogen geen luchtbellen uit het filter komen.
— Druk nu langzaam verder tot de eerste luchtbellen verschijnen. Noteer, wanneer gevraagd, de stand van de zuiger op het bereidingsprotocol.

Maximaal volume voor borrelpunt, bij gebruik van een 10 ml wegwerpspuit			
Minisart wegwerpfilters filterdiameter 25 mm			
poriëndiameter:	0,2 µm	0,45 µm	1,2 µm
borrelpunt minder dan:	2,0 ml	3,5 ml	6,0 ml

— *Opmerking 1*: Als het filter verstopt is geraakt, is het niet mogelijk het borrelpunt te bepalen. De oplossing dient dan opnieuw te worden gefiltreerd.
— *Opmerking 2*: Als het borrelpunt bij een iets te groot volume optreedt, dan moet het filter opnieuw worden gespoeld met gedestilleerd of demiwater en wordt de bepaling opnieuw uitgevoerd.
— *Opmerking 3*: Als het borrelpunt niet voldoet, dient (na overleg) de oplossing opnieuw te worden gefiltreerd door een nieuw filter.

Controle van het sterilisatieproces

Er zijn verschillende methoden om na te gaan of een product of preparaat is gesteriliseerd. Totdat de uitslag van de test bekend is, worden de preparaten in quarantaine gehouden.

Niet alle tests garanderen overigens de steriliteit.

- *Autoclaaf-tape* verandert van kleur bij sterilisatie, maar dat is geen bewijs dat het product werkelijk steriel is. De tape krijgt na sterilisatie zwarte strepen.
- *Fysisch-chemische indicatoren.* Sommige stoffen ondergaan een irreversibele kleurverandering als ze gedurende een bepaalde tijd aan een bepaalde temperatuur zijn blootgesteld. Deze indicatoren worden op strips of kartonnen kaartjes in de handel gebracht. Aan de chemische indicatoren wordt de eis gesteld dat de kleurverandering bij een bepaalde temperatuur en tijd niet verandert. Wanneer dit wel het geval is, betekent het dat er nog levende bacteriën zijn.
- *Registratie van tijd en temperatuur tijdens het sterilisatieproces.* Door meting van de temperatuur op de meest kritische plaatsen in de autoclaaf en registratie op recorderpapier.
- *Microbiologische controle van het eindproduct* ofwel het bepalen van de afwezigheid van micro-organismen in het eindproduct, door met voedingsbodems in bijvoorbeeld petrischalen bacteriekweken te maken.
- *Microbiologische controle door het mee steriliseren van suspensies met sporen van de Bacillus stearothermophilus.* De vloeistof van de ampullen waarin zich de sporen bevinden, is blauw gekleurd. Nadat de ampul met de te steriliseren vloeistof is mee gesteriliseerd, wordt deze bewaard bij 37 °C. Als de inhoud van de ampul na vijf dagen nog blauw is gekleurd, is dit een indicatie dat het sterilisatieproces effectief is verlopen. Als de inhoud van de ampul geel is gekleurd, is dit een aanwijzing dat de sporen het sterilisatieproces overleefd hebben. De sporen hebben zich dan ontwikkeld tot levende micro-organismen die de voedingsstoffen opnemen die toegevoegd zijn aan de inhoud van de ampul. De zuur reagerende stofwisselingsproducten van de micro-organismen hebben de toegevoegde indicator doen omslaan van blauw naar geel.

8.7 Aseptisch bereiden

Wanneer sterilisatie door verwarmen en verhitten niet mogelijk is, omdat de stoffen die we gebruiken niet tegen hitte of warmte kunnen, gebruiken we als sterilisatiemethode de filtratie door een bacteriefilter (met een poriegrootte van 0,2 µm) in een laminaire airflowkast of LAF-kast (▶ par. 8.7.1).

Bacteriën die een grootte hebben van 0,4 µm of meer, blijven op het filter achter. Bij deze methode moeten we uitgaan van steriele of zo steriel mogelijke omstandigheden. Dat wil zeggen dat we zorgen dat de lucht gezuiverd en bacterievrij is. Dat gebeurt in de LAF-kast. Alle materialen, zoals injectiespuiten en -naalden, filters, filterhouders, kolfjes en mortiertjes die we voor de bereiding gebruiken, moeten steriel zijn. Bij de bereiding gebruiken we steriele vloeistoffen als we een oplossing maken. Ook de verpakking waarin we het product afleveren, moet steriel zijn.

Het spreekt daarom vanzelf dat de bereider zorgt dat hij zo min mogelijk contaminatie teweegbrengt door steriele handschoenen te dragen, een mondkapje en een haarkapje of haarmutsje. (Voor mannen met baard en snor wordt een baardkapje geadviseerd.) De handen worden goed gewassen en ontsmet, voordat de steriele handschoenen worden aangetrokken. Ringen, sieraden, horloge en armbanden worden voor die tijd afgedaan.

Als we een aseptische bereiding in de LAF-kast uitvoeren, zijn speciale basishandelingen noodzakelijk, die we terugvinden in de LNA-procedures Aseptisch handelen.

Voordat je bijvoorbeeld aseptisch bereide oogdruppels kunt afleveren, is er het nodige gebeurd!

8.7.1 De LAF-kast

Het principe van de LAF-kast berust op het aanzuigen van gewone lucht. Deze lucht passeert eerst een voorfilter dat de lucht vrijmaakt van deeltjes. Vervolgens gaat de lucht via een zogeheten HEPA-filter dat de allerkleinste deeltjes en micro-organismen verwijdert. Het HEPA-filter is geplooid. Daardoor stroomt de lucht als het ware in horizontale laagjes de kast binnen; we spreken daarom van een laminair airflowkast.

De twee belangrijkste typen LAF-kasten zijn:
- de horizontale airflowkast (cross-flowkast). Deze kast blaast de lucht naar de bereider toe en is daarom niet geschikt om schadelijke stoffen in te verwerken;
- de verticale airflowkast (down-flowkast). Deze is meestal uitgevoerd als veiligheidswerkbank en blaast de lucht van boven naar beneden. De kast is daarom minder geschikt om apparatuur in te plaatsen.

De keuze van de kast hangt af van het soort bereiding. Om een goede aseptische bereiding te kunnen garanderen, worden de filters regelmatig op hun deugdelijkheid gecontroleerd.

Het HEPA-filter moet tweemaal per jaar met een deeltjesteller worden gecontroleerd. De eisen waaraan het filter moet voldoen, zijn:
- Het aantal deeltjes van 0,5 µm is niet groter dan 3,5 per liter lucht (klasse A).
- Het filter is nergens lek. Die controle vindt plaats met een speciale test: de DOP-test.
- De luchtsnelheid in de kast wordt gemeten en bedraagt $0,45 \pm 0,1$ m/sec.

Gedragsregels voor werken in de LAF-kast

De laminaire luchtstroom in de LAF-kast beschermt het product tegen contaminatie. De hierna besproken regels gelden voor werken in een cross-flowkast. (Het werken in een down-flowkast komt aan het eind van deze paragraaf kort aan bod.) In de LAF-kast moet de luchtstroom vrij rond het product kunnen stromen. Met andere woorden: er mogen geen voorwerpen of handen in de buurt zijn die de luchtstroom verstoren. Bij een cross-flowkast mag men daarom nooit materialen achter elkaar of dicht tegen elkaar aan zetten. Om verstoring van de luchtstroom te voorkómen, worden alleen die zaken in de kast gezet die bij die betreffende bereiding nodig zijn.

Voor werken in de cross-flowkast worden de volgende regels aangehouden:
- Plaats nog gesloten verpakkingen van utensiliën en halffabrikaten langs de zijwand van de LAF-kast, 10 cm van de wand en niet achter elkaar, anders staan ze in elkaars 'schaduw'.
- Plaats onverpakte utensiliën naast elkaar in de vrije luchtstroom dicht bij het filter (dit is dus achter in de kast en met voldoende tussenruimte).
- Zet niet meer in de LAF-kast dan voor de bereiding noodzakelijk is.
- Zorg ervoor dat je hoofd altijd minimaal 10 cm buiten de LAF-kast blijft!

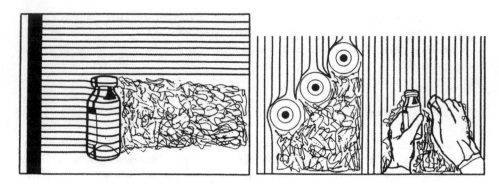

◘ Figuur 8.2   Wervelingen van de laminaire flow door in de LAF-kast geplaatste objecten en werkzaamheden. Links: zijde aanzicht. Rechts: bovenaanzicht in een cross-flowkast

- Voer de handelingen zo ver mogelijk achter in de kast uit (minimaal 25 cm in de kast om ervoor te zorgen dat er geen valse luchtstroom van buiten de kast over het kritische punt stroomt; met het kritische punt wordt dat deel van de LAF-kast bedoeld waar de bereiding staat), in een stuk met vrije lucht (dus niet voor iets wat in de kast ligt of staat) (◘ fig. 8.2).
- Voer de handelingen rustig uit, zodat je de luchtstroom zo min mogelijk verstoort en praat niet tijdens de werkzaamheden, ook al heb je een mond-neusmasker op. Praten geeft luchtwervelingen tot bij het HEPA-filter achter in de kast.
- Zorg ervoor dat je handen tijdens de bereiding nooit boven of voor (bovenwinds van) het product komen. Met andere woorden: zorg ervoor dat het kritische punt nooit in de schaduw komt (dit veroorzaakt luchtwervelingen met als gevolg een grotere kans op besmetting).
- Open verpakkingsmateriaal altijd zo, dat het voorwerp of de inhoud in ieder geval met het kritische punt in de vrije lucht komt.
- Raak steriele onderdelen die steriel moeten blijven niet met de handen aan (ook niet met steriele handschoenen). Voorbeelden hiervan zijn: steriele naalden, spatelpunten, steriele kant van het filter.

De gedragsregels voor het werken in een down-flowkast verschillen van die van een cross-flowkast op de volgende punten:
- De voorwerpen mogen wel achter elkaar staan.
- De luchtstroom langs de wanden (ook de voor- en achterwand) is niet laminair: kritische handelingen en kritische punten zullen dus midden in de kast moeten plaatsvinden.
- Houd nooit iets (een voorwerp of een hand) boven een kritisch punt.

Samenvatting aseptische werkwijze in de cross-flowkast

- Stel van tevoren een werkplan op in verband met de te volgen bereidingswijze en de benodigde steriele utensiliën, halffabrikaten en verpakkingsmaterialen.
- Doe bij het betreden van het steriele blok (zoals gebruikelijk) ringen, kettingen, horloge en armbanden af.

— Doe een haarkapje op en zorg ervoor dat het haar geheel bedekt is: een baard moet goed ingepakt worden. Doe een goed sluitend mond-neusmasker voor.

— Was de handen zoals eerder beschreven in ► par. 8.7.2 en droog goed af.

— Zet de ventilator van de LAF-kast minstens vijftien minuten voor het begin van de werkzaamheden aan. Of zet de ventilatiesnelheid op werkstand als de kast constant op een lagere ventilatiesnelheid wordt gehouden wanneer geen werkzaamheden worden verricht.

— Desinfecteer de binnenwanden van de LAF-kast en het werkoppervlak met een niet-vezelende doek gedrenkt in alcohol 70 %. Het werkblad wordt als laatste gedesinfecteerd.

— Draag een stofarm of een steriel schort met lange mouwen en manchetten.

— Desinfecteer de handen voordat je de steriele handschoenen aantrekt.

— Plaats zo min mogelijk voorwerpen in de kast, niet meer dan voor deze bereiding noodzakelijk zijn. Desinfecteer alle niet-steriele apparatuur en niet-dubbelsteriel verpakte producten voordat ze in de kast geplaatst worden met alcohol 70 %.

— Trek de steriele handschoenen op aseptische wijze aan.

— Plaats de voorwerpen zodanig dat het kritische werkpunt direct door de laminaire luchtstroom wordt geraakt.

— Plaats de voorwerpen zodanig dat zo weinig mogelijk luchtwervelingen ontstaan.

— Plaats de apparatuur niet te dicht bij de voorkant van het werkoppervlak om te voorkómen dat via luchtwervelingen de niet-steriele omgevingslucht in de LAF-kast wordt gezogen.

— Werk rustig met doordachte bewegingen en houd het hoofd minimaal 10 cm buiten de LAF-kast.

— Praat niet tijdens de werkzaamheden. Dit verstoort het laminaire luchtpatroon en geeft luchtwervelingen tot tegen het HEPA-filter achterin.

— Zorg er steeds voor dat het kritische punt niet 'in de schaduw' van andere voorwerpen komt. Dit is om te voorkómen dat op dit punt luchtwervelingen ontstaan, met als gevolg een groter risico op contaminatie door deeltjes waarop zich micro-organismen kunnen bevinden.

— Werk zo veel mogelijk met steriele handschoenen of desinfecteer regelmatig met handenalcohol of werk met met alcohol 70 % gedesinfecteerde handschoenen.

— Maak na afloop van de werkzaamheden de LAF-kast schoon met water en zeep en desinfecteer de binnenkant van de kast. Laat zo mogelijk de laminaire luchtstroom van de kast aanstaan tot het volgende gebruik.

8.7.2 Aseptisch werken

De belangrijkste oorzaken van besmetting tijdens aseptische bereidingen zijn onjuiste handelingen. Met het oog daarop is het natuurlijk van belang dat alleen die handelingen uitgevoerd worden die strikt noodzakelijk zijn: want hoe meer handelingen, hoe groter de kans op besmetting.

Het is van belang om rustig te werken. In de bereidingsruimte mogen alleen die mensen aanwezig zijn die bij de bereiding betrokken zijn. Zoals eerder is uitgelegd, geven alle aanwezigen deeltjes af en komen bij praten en bewegen deeltjes vrij.

Om besmetting te voorkomen worden aan een aseptische bereiding *randvoorwaar-den* gesteld. Zo worden eisen gesteld aan:

— *Ruimte*: de handelingen moeten vanwege de microbiologische kwetsbaarheid in een klasse-A-werkruimte (bijvoorbeeld LAF-kast) plaatsvinden. De ruimte waarin deze kast staat moet voldoen aan de eisen voor een schone werkruimte die toegankelijk is met een sluis.

— *Kleding*: draag schone, vezelvrije kleding met lange mouwen en manchet, schoe-nen die in de schone werkruimte blijven of plastic wegwerpoversloffen; draag een mond-neusmasker, een haarkapje en wanneer van toepassing een baardkapje. Draag tot slot steriele ongepoederde wegwerphandschoenen die over de mouwmanchetten kunnen worden getrokken.

— *Voorbehandeling LAF-kast*: zet de LAF-kast minstens vijftien minuten voor aanvang van de werkzaamheden aan. Desinfecteer vervolgens het gehele oppervlak van de binnenwanden van de LAF-kast door dit zorgvuldig af te nemen met een niet-veze-lende wegwerpdoek die is bevochtigd met sporenvrije alcohol 70 %. Laat drogen aan de lucht.

— *Handenhygiëne*: doe allereerst sieraden en horloge af, open vervolgens de kraan en controleer of de temperatuur van het water aangenaam is voor de handen. Was minimaal tien seconden handen, vingertoppen, duimen, gebieden tussen de vingers, polsen en onderarmen goed met flink stromend water en zeep (uit hygiënisch oog-punt liefst uit een niet-navulbare dispenser). Spoel de handen goed af. Sluit de kraan met de elleboog of draai dicht met een papieren handdoek. Droog handen, polsen, onderarmen en huid tussen de vingers goed af met een papieren (liefst vezelvrije) handdoek. Desinfecteer vlak voor aanvang van de bereiding de handen met alcohol 70 % en trek – na drogen – de steriele handschoenen over de mouwen aan in de LAF-kast. Houd de handen vanaf nu in de LAF-kast en maak de bereiding zonder onderbreking af.

— *Voorbehandeling utensiliën en preparaten*: controleer de steriele producten op beschadiging en vervaldatum; gebruik een steriele primaire verpakking, bijvoorbeeld een spuit. Werk met gesteriliseerde utensiliën en desinfecteer de buitenkant van de geneesmiddelverpakking en de utensiliën met sporenvrije alcohol 70 %.

— *Afval*: zorg voor de juiste afvoer van afval. Naalden in een naaldencontainer, glas in de glasbak en restanten geneesmiddeloplossing in de geneesmiddelafvalton. Zorg ervoor dat de afvalbakken onder bereik staan.

— *Nabehandeling LAF-kast*: reinig de LAF-kast na afloop van de bereiding of aan het einde van de dag huishoudelijk met een vochtige niet-vezelende wegwerpdoek en maak droog; schakel de kast uit of zet hem terug op een lagere luchtstroomsnelheid.

— *Deskundigheid*: wijs in het apotheekteam één of twee deskundigen aan die zich specialiseren in het voor toediening gereedmaken onder aseptische omstandigheden. Zij moeten hun kennis op peil houden door op dit gebied regelmatig cursussen of trainingen te volgen.

— *Validatie*: dit houdt in dat de kwaliteit van de aseptische handelingen wordt gecontro-leerd.

Een extra aandachtspunt is het op de juiste manier aantrekken van de steriele handschoenen (**◘** fig. 8.3).

- Desinfecteer de handen met handalcohol (één keer pompen). Wrijf de handen dertig seconden zorgvuldig over elkaar, tot ze droog zijn. Vergeet daarbij de ruimtes tussen de vingers en de vingertoppen niet.
- Zorg voor een schoon, ruim en leeg werkvlak.
- Controleer de verpakking op beschadigingen, vervaldatum en sterilisatorindicator. Open de buitenste verpakking.
- Klap de zijkanten van de binnenverpakking open zonder de binnenzijde en de handschoenen aan te raken. Vouw eventueel de onderste rand van de verpakking om, om opnieuw dichtvallen van de verpakking te voorkomen.
- Pas als aan deze randvoorwaarden wordt voldaan, mag er aseptisch worden bereid. Kan men niet aan deze voorwaarden voldoen, dan wordt de bereiding uitbesteed.
- Pak met de rechterduim en -wijsvinger de linkerhandschoen vast aan de omgevouwen manchet en schuif de linkerhand in de handschoen. Trek de linkerhandschoen met de rechterduim en -wijsvinger verder over de linkerhand, maar vouw de manchet nog niet terug.
- Neem met de linker steriele hand(schoen) de rechterhandschoen vast door met de vingers van de linkerhand onder de manchet te grijpen.
- Schuif de rechterhand in de handschoen. Vouw met de vingers van de linkerhand de manchet volledig terug, zonder de huid aan te raken.
- Vouw met de vingers van de rechterhand de manchet van de linkerhandschoen volledig terug, zonder de huid aan te raken.
- Pas als je beide handschoenen aan hebt, kun je wat duwen en wrijven totdat ze goed zitten en goed aansluiten op de vingertoppen en de rest van de hand.

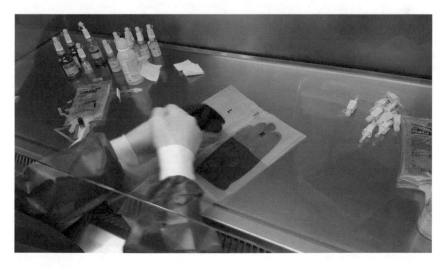

◘ Figuur 8.3   Aantrekken steriele handschoenen

Steriele toedieningsvormen

Samenvatting

Niet alle toedieningsvormen hoeven steriel te zijn. Dit moet alleen als het lichaam bij het toedienen van geneesmiddelen niet in staat is om de micro-organismen en vreemde deeltjes tegen te houden. Hieruit volgt dat de volgende vloeistoffen steriel moeten zijn: vloeistoffen voor injectie of infusie (parenterale vloeistoffen); vloeistoffen voor toediening op het oog; vloeistoffen voor toediening in het middenoor; vloeistoffen voor toediening in de blaas (blaasspoeling); vloeistoffen voor toediening op wonden (wondspoeling). Behalve steriel zijn, moeten de producten vaak ook nog aan andere eisen voldoen (isotoon, bepaalde pH etc.). Soms kun je volstaan met een zogenaamde aseptische bereiding, maar voor bepaalde middelen moet echt sprake zijn van een steriele bereiding. In-proces- en eindcontroles bewaken de kwaliteit van de bereiding. Ook de verpakking en etikettering moeten vanzelfsprekend in orde zijn.

© Bohn Stafleu van Loghum is een imprint van Springer Media B.V., onderdeel van Springer Nature 2021
Y. M. Groot-Padberg, *Bereiden en aseptisch handelen*, Basiswerk AG,
https://doi.org/10.1007/978-90-368-2649-5_9

9.1 Inleiding en leerdoelen

Basisinformatie over steriele toedieningsvormen vind je in ▶ H. 4 van het boek *Productzorg voor apothekersassistenten*.

Leerdoelen

Je kunt:

- uitleggen waarom sommige toedieningsvormen steriel moeten zijn;
- uitleggen welke toedieningsvormen steriel moeten zijn;
- beschrijven aan welke eisen steriele toedieningsvormen moeten voldoen;
- beschrijven hoe je steriele toedieningsvormen bereidt.

9.2 Toedieningsvormen voor het oog

Onder steriele oogmedicatie verstaan we:

- oogdruppels (Oculoguttae FNA): steriele oplossing of suspensie, die bestemd is om in het oog te druppelen;
- oogwassing (Collyria FNA): steriel waterige oplossing bestemd om het oog mee te spoelen;
- oogzalf en ooggel (Oculentae FNA): steriele halfvaste preparaten bestemd om in of op het oog te gebruiken.

9.2.1 Oogdruppels

Bij de bereiding van oogdruppels moet je rekening houden met de samenstelling van de traanvloeistof en verdraagbaarheid (irritatie).

Traanvloeistof is een mengsel van uitscheidingsproducten van verschillende klieren, waarvan de traanklieren de belangrijkste zijn. Door het knipperen met de oogleden wordt de traanvloeistof over het hoornvlies en de conjunctivale zakken verdeeld. De rest van de traanvloeistof wordt via de traanbuis afgevoerd naar de neusholte. Traanvloeistof heeft een bepaalde samenstelling; oogdruppels moeten wat betreft hun samenstelling hierop lijken (zie ◘ fig. 9.1).

Een belangrijke eis voor alle medicatie voor het oog is dat deze geen irritatie veroorzaakt. Irritatie is onaangenaam en geeft aanleiding tot productie van extra traanvocht, waardoor de kans bestaat dat de toegediende hoeveelheid medicatie wordt uitgespoeld voordat deze werkzaam kan zijn.

Om irritatie te voorkomen moeten de osmotische waarde, deeltjes, de pH, de viscositeit en de buffercapaciteit binnen bepaalde grenzen liggen. Dit alles valt onder de 'biofarmaceutische aspecten'.

Biofarmaceutische aspecten

Osmotische waarde

Het begrip 'osmotische waarde' is een maat voor de hoeveelheid opgeloste deeltjes in een vloeistof. In (lichaams)cellen zorgt de hoeveelheid opgeloste deeltjes voor druk op de celwand. Als om de cellen heen vloeistof komt met een afwijkende osmotische waarde

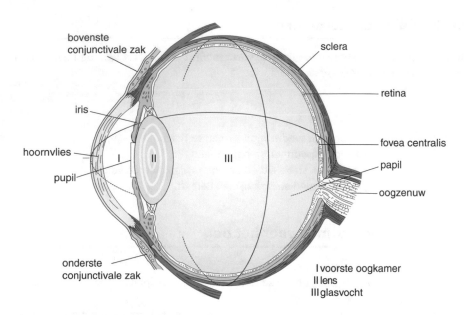

bovenste
conjunctivale zak

sclera

retina

iris

hoornvlies

I   II   III

pupil

fovea centralis

papil

oogzenuw

onderste
conjunctivale zak

I voorste oogkamer
II lens
III glasvocht

Figuur 9.1   Afbeelding oog

kan de cel ofwel verschrompelen ofwel barsten doordat water stroomt naar de cel met
de hoogste osmotische waarde. De osmotische waarde van de oogdruppel moet daarom
nagenoeg gelijk zijn aan die van het traanvocht. Dit noemen we isotoon. Vloeistoffen die
isotoon aan het traanvocht zijn, zijn:
- natriumchloride 0,9 %;
- boorzuuroplossing 2 %;
- boraxoplossing 2,6 %.

Als de oplossing hypotoon, dus hypo-osmotisch is, moet de osmotische waarde worden
verhoogd. Gebruik hiervoor boorzuur, borax of een combinatie van beide. Als de oplossing hyperosmotisch, hypertoon, is, worden in principe zo min mogelijk hulpstoffen toegevoegd.

Deeltjes

Het hoornvlies is bijzonder gevoelig voor deeltjes als deze groter zijn dan 50 μm. Kleinere deeltjes kunnen afhankelijk van hun vorm ook al irritatie veroorzaken. Het geneesmiddel zal in deze gevallen door de opgewekte traanvloed snel worden verwijderd.

De *Europese Farmacopee* eist dan ook dat oplossingen nagenoeg helder en nagenoeg
vrij van deeltjes zijn.

In het geval van suspensies mogen oogdruppels een bezinksel bevatten dat gemakkelijk resuspendeerbaar (opschudbaar) moet zijn. Hieraan zijn strenge eisen gesteld.

pH en de buffercapaciteit

De biologische beschikbaarheid (=de hoeveelheid die door het lichaam kan worden
opgenomen) van een geneesmiddel uit oogdruppels wordt op twee manieren door de pH
beïnvloed.

◻ Tabel 9.1   Hulpstoffen om de pH in oogdruppels aan te passen

pH-verlagend	pH-verhogend
boorzuur	borax
natriumdiwaterstoffosfaat ($NaH_2PO_4.2H_2O$)	natriummonowaterstoffosfaat ($Na_2HPO_4.12H_2O$)
citroenzuur	natriumcitraat
azijnzuur	natriumacetaat

◻ Tabel 9.2   Verdikkingsmiddelen in oogdruppels

verdikkingsmiddel	percentages
hypromellose (methylhydroxypropylcellulose) 4.000 mPa.s	0,125–0,5 %
methylcellulose	0,25–0,5 %
polyvinylalcohol (pva)	1,4 %

De pH van het traanvocht is ongeveer 7,4. Als een pH te sterk hiervan afwijkt, veroorzaakt dit extra traanvloed en daarmee wordt de verblijftijd van het geneesmiddel in het oog verkort. Oogdruppels met een pH lager dan 5,0 en boven 8,5 zijn onaangenaam. Bij de keuze van de pH spelen de volgende factoren een belangrijke rol: chemische houdbaarheid van het geneesmiddel, resorptie van het geneesmiddel in het oog en zo weinig mogelijk irritatie van het oog. De keuze van de pH is vaak een compromis tussen de mate van prikkeling, stabiliteit, werkzaamheid en oplosbaarheid van het geneesmiddel. Controleer de pH voor het steriliseren (◻ tab. 9.1).

Ook de buffercapaciteit van de oplossing speelt een rol. De buffercapaciteit is een maat voor hoe snel de pH van de vloeistof zich aanpast wanneer zuur of basis toegevoegd wordt. Er wordt gebruikgemaakt van bufferoplossingen met een geringe buffercapaciteit, zodat de oogdruppel die in het oog wordt gedruppeld zich verdunt met traanvocht en vrijwel onmiddellijk de zuurgraad van het traanvocht aanneemt. Een buffer bestaat uit een zwak zuur en een zwakke basis, zodat de oogdruppel de zuurgraad van het traanvocht kan aannemen.

Viscositeit

Verdikkingsmiddelen in oogdruppels moeten aan veel eisen voldoen. Ze moeten chemisch en fysisch stabiel zijn, ook tijdens en na het steriliseren. Met name de viscositeit van sommige verdikkingsmiddelen kan na sterilisatie sterk teruggelopen zijn. Ze moeten een deeltjesvrije, kleurloze en volkomen heldere oplossing geven en mogen niet irriterend zijn.

Verdikkingsmiddelen in oogdruppels zijn weergegeven in ◻ tab. 9.2.

Bereiden van oogdruppels

Bij de bereiding van oogdruppels hebben we – net als bij de bereiding van andere vloeibare toedieningsvormen – te maken met de processen zoals oplossen, oplosbaarheid en beïnvloeding van de oplosbaarheid. Het oplosmiddel noemen we de oogdruppelbasisoplossing. Voor de bereiding van oogdruppels heeft het *FNA* een aantal steriele basisoplossingen geformuleerd, waaraan het geneesmiddel in de juiste concentratie tijdens de bereiding kan worden toegevoegd. In deze oogdruppelbasisoplossing worden twee conserveermiddelen, benzalkoniumchloride en fenylmercuriboraat, toegepast.

Vanwege de toxiciteit en de irritatie van het oog bij gebruik van fenylmercuriboraat, gaat de voorkeur uit naar benzalkoniumchloride, omdat deze stof de minste irritatie van het oog veroorzaakt.

De oplossingen verschillen onderling van elkaar in pH-waarde, isotonie en conserveermiddel.

Vaak worden in de bereidingsvoorschriften van oogdruppels in het *FNA* mengsels van verschillende basisoplossingen gebruikt.

Voor de bereiding van suspensieoogdruppels wordt de hypromellose-benzalkonium-oplossing FNA gebruikt.

In de praktijk komt het erop neer dat het geneesmiddel wordt opgelost in één van de oogdruppelbasisoplossingen van het *FNA*, waarna met de basisoplossing wordt aangevuld tot het aangegeven eindvolume. Vervolgens wordt de oplossing deeltjesvrij en gesteriliseerd door filtratie door een 0,2 μm-membraanfilter en naverwarming bij 100 °C gedurende dertig minuten in stromende waterdamp.

Als de oplossing aseptisch wordt bereid in de LAF-kast en de micro-organismen worden verwijderd door een 0,2 μm-bacteriefilter, kan de 1,2 μm-filtratie achterwege blijven.

Aseptische bereiding van oogdruppels met bacteriefiltratie in een LAF-kast

- Realiseer je steeds dat de mens de grootste bron van besmetting is. Wees doordrongen van de noodzaak om hygiënische voorzorgsmaatregelen te nemen en wees waakzaam ten aanzien van mogelijke microbiële verontreinigingen. Als je een infectieziekte (verkouden, diarree of steenpuisten) hebt, verricht dan geen steriele bereidingen! Dit geldt ook voor de overige receptuur.
- Voer alle handelingen goed doordacht uit, zonder onderbreking.
- Vermijd tijdens het werken in de LAF-kast ieder contact met delen die in direct contact met de oplossing kunnen komen.
- Maak steeds bij individuele bereidingen 10 ml overmaat oogdruppeloplossing.
- Zet de LAF-kast ten minste vijftien minuten voor aanvang aan.
- Verwijder ringen, horloge, armbanden enzovoort, en was de handen en polsen grondig met water en zeep en spoel daarna nog met desinfectans (alcohol 70 %) na.
- Desinfecteer het werkoppervlak en de zijwanden met behulp van een niet-vezelende doek bevochtigd met een alcohol 70 %-oplossing. Werk van achteren naar voren en van boven naar beneden. Let goed op de hoeken. Desinfecteer als laatste het werkoppervlak.
- Plaats in de LAF-kast (in V-vorm zodat optimaal gebruikgemaakt wordt van de laminaire flow), na ontsmetting met alcohol 70 %-oplossing:
  - de benodigde steriele oogdruppelflacons;
  - de benodigde grondstoffen;
  - gesteriliseerde filterhouder met 0,2 μm-filter verpakt in kunststof folie;
  - steriele spuit van geschikt volume bijvoorbeeld 20 ml, 60 ml, enzovoort;

- steriele injectienaald (disposable);
- steriel gaasje;
- steriele basisoplossingen;
- steriele maatcilinder voor het afmeten van de basisoplossingen;
- geschikt pH-indicatorpapier waarmee de pH van de oplossing gecontroleerd kan worden;
- leg het te maken voorschrift naast de LAF-kast.

— Was de handen en onderarmen nogmaals grondig. Zie handenhygiëne. Raak nu niets meer buiten de LAF-kast aan.
— Bereid de oogdruppelvloeistof in de LAF-kast volgens het voorschrift, dat naast de LAF-kast ligt. Controleer de pH van de oplossing.
— De aseptische filtratie (◘ fig. 9.2):
  - plaats de naald op de spuit;
  - zuig de oplossing in de spuit;
  - verwijder de naald;
  - maak de verpakking van de filterhouder open op de plaats waar zich de aansluiting voor de spuit bevindt en bevestig de filterhouder op de spuit;
  - vermijd contact met de uitloopopening van de filterhouder.
— Open de oogdruppelflacons en leg de dop met de opening tegen de luchtstroom in.
— Filtreer de oplossing rechtstreeks in de oogdruppelflacon en sluit de flacon onmiddellijk. Gooi het eerste gedeelte van het filtraat weg.
— Controleer met behulp van de borrelpunttest de kwaliteit van het gebruikte bacteriefilter.
— Als de bacteriefiltratie niet kan worden goedgekeurd, moet de filtratie van de oplossing met een ander filter in een andere steriele flacon worden overgedaan.
— Etiketteer de flacons meteen na de bereiding.
— Haal de LAF-kast leeg en maak het werkoppervlak en de wanden grondig schoon.

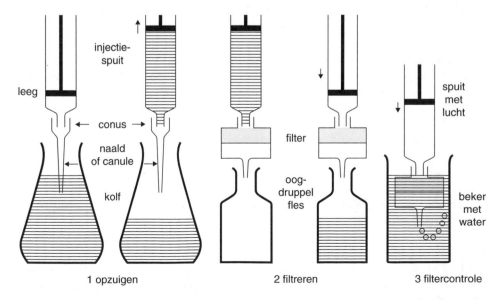

◘ **Figuur 9.2**   Filtreren met borrelpunttest

In-procescontroles

— Controleer of de stoffen zijn opgelost.
— Beoordeel of de oplossing homogeen is (afwezigheid mengslierten).
— Controleer of de pH ongeveer de bedoelde waarde heeft met een pH-strip of een pH-meter. Stop nooit een strip of een meter in de steriele oplossing maar verwijder wat oplossing en voer daar de test op uit. Gooi daarna de testoplossing weg.
— Controleer de integriteit van het filter met de borrelpunttest (zie ook ▶ par. 8.6.2).

Eindcontroles

Controleer de afwezigheid van troebelingen, neerslag of vreemde deeltjes.

Kwaliteitseisen

Oogdruppels worden altijd gecontroleerd op:
— steriliteit door controle van de sterilisatietijd (noteren begin- en eindtijd verwarming), temperatuur, borrelpunttest en eventueel het opsturen van monsters naar een laboratorium;
— helderheid;
— deeltjes en verontreinigingen;
— zuurgraad (pH);
— verpakking (doppen niet ingeklapt, goed dicht).

Bereiding geconserveerde oogdruppels

Werkwijze: De benodigde grondstoffen worden opgelost, met inachtneming van de hiervoor beschreven bereidingswijze. Vervolgens wordt de oplossing deeltjesvrij gemaakt door filtratie door een membraanfilter ≤ 1,2 μm. Het filtraat wordt in de juiste verpakking uitgevuld, waarna het sterilisatieproces kan beginnen. Het *LNA* kent hierbij drie methoden, bij voorkeur wordt methode 1 toegepast. Als dit niet mogelijk is, methode 2 en als laatste optie, methode 3. We geven een korte beschrijving van de methoden.
— *Methode 1*: autoclaveren vijftien minuten bij 121 °C in de patiëntverpakking (er hoeft geen opwarmtijd bij opgeteld te worden).
— *Methode 2*: sterilisatie basisoplossingen door autoclaveren vijftien minuten bij 121 °C (er hoeft geen opwarmtijd bij opgeteld te worden); bereidingsruimte klasse A (LAF-kast), filtratie door een ≤ 0,2 μm-filter; steriele patiëntverpakking; verwarming gedurende dertig minuten bij 100 °C in de patiëntverpakking (plus vijf minuten opwarmtijd).
— *Methode 3*: sterilisatie basisoplossingen door autoclaveren vijftien minuten bij 121 °C (er hoeft geen opwarmtijd bij opgeteld te worden); bereidingsruimte klasse A (bijvoorbeeld laminaire airflowkast); gesteriliseerde utensiliën; filtratie door een steriel 0,2 μm-filter; steriele verpakking.

Tijdens de bereiding worden in-procescontroles uitgevoerd; na sterilisatie worden de eindcontroles gedaan.

Bereiding niet-geconserveerde oogdruppels

Werkwijze: De benodigde grondstoffen worden opgelost met inachtneming van de eerder beschreven bereidingswijze. Vervolgens wordt de oplossing deeltjesvrij gemaakt door filtratie door een membraanfilter ≤ 1,2 μm. Niet-geconserveerde oogdruppels worden in redipacs uitgevuld; dit zijn oogdruppelverpakkingen voor eenmalig gebruik. Het filtraat wordt in redipacs uitgevuld, waarna het sterilisatieproces kan beginnen. Het *LNA* kent hiervoor twee methoden, bij voorkeur wordt methode 1 toegepast; als dit niet mogelijk is, methode 2. Hierna worden de methoden in het kort weergegeven.

— *Methode 1*: filtreer door een steriel 1,2 μm-membraanfilter; stoomsterilisatie gedurende vijftien minuten bij 121 °C in de patiëntverpakking (er hoeft geen opwarmtijd bij opgeteld te worden).
— *Methode 2*: gebruik gesteriliseerd water voor injecties; bereidingsruimte klasse A (bijvoorbeeld laminaire airflowkast); gesteriliseerde utensiliën; filtratie door een steriel 0,2 μm-filter; steriele verpakking; bewaring in de diepvriezer (≤ -15 °C).

Tijdens de bereiding worden in-procescontroles uitgevoerd; na sterilisatie worden de eindcontroles gedaan.

Houdbaarheid

Oogdruppels hebben een chemische, fysische en microbiologische houdbaarheid.
— Sommige stoffen kunnen na verwerking gaan ontleden. Dit geldt bijvoorbeeld voor tetracycline in oogdruppels. Daarom is de houdbaarheid van deze oogdruppels maar een week.
— De fysische houdbaarheid speelt vooral een rol bij suspensieoogdruppels en bij oplossingen waarbij uitkristallisatie kan optreden. Het uitzakken van suspensies wordt vertraagd door:
  — verkleining van de te suspenderen deeltjes;
  — verhoging van de viscositeit van de continue fase.
— Microbiologische houdbaarheid. Een ziek of beschadigd oog is zeer gevoelig voor infecties; oogheelkundige preparaten moeten daarom steriel worden afgeleverd. De oogdruppel moet ook gedurende de bewaar- en gebruikstermijn steriel blijven. Als een verpakking meerdere keren voor toediening wordt gebruikt, moet de kans op contaminatie worden verkleind door één of meer van de volgende maatregelen:
  — conservering;
  — een goede voorlichting aan de patiënt over hygiënisch gebruik;
  — een beperkte bewaartermijn. Deze bewaartermijn is niet voor iedere oogdruppel hetzelfde, kijk hier goed naar!

De kans dat oogdruppels tijdens het gebruik microbiologisch worden gecontamineerd, neemt hierdoor af. Zo ook de kans dat micro-organismen via de oogdruppels in het oog gebracht worden. Bij gebruik van een goede verpakking voor éénmalig gebruik speelt het voorgaande geen rol.

Conservering

Het conserveermiddel moet werkzaam blijven gedurende de hele periode dat de oogdruppels worden gebruikt. Dit betekent dat het conserveermiddel chemisch voldoende stabiel moet zijn, ook gedurende een sterilisatieproces. Bovendien mag het conserveermiddel tijdens de bereiding en bewaring niet vervluchtigen (fysische stabiliteit).

Ondanks het conserveermiddel mogen oogdruppels na openen niet langer dan een maand worden gebruikt. Dit in verband met mogelijke microbiologische contaminatie. Tijdens het druppelen is namelijk niet uit te sluiten dat deeltjes in het flesje terechtkomen. Bijvoorbeeld doordat men bij het oogdruppelen het oog of de wimpers aanraakt of doordat het dopje verkeerd wordt neergelegd of doordat de opening of de binnenkant van de dop wordt aangeraakt met verontreinigde handen.

Veelgebruikte conserveringsmiddelen in oogdruppels zijn:
- benzalkoniumchloride 0,1 mg/ml in combinatie met natriumedetaat 1 mg/ml (natriumedetaat verhoogt het conserverende effect van benzalkoniumchloride en bindt metaalionen);
- fenylmercuriboraat (phenylhydrargyri boras) 40 mg/liter.

De hier genoemde conserveringsmiddelen zijn in opgeloste vorm aanwezig in de basisoplossingen die tijdens de bereiding van oogdruppels worden gebruikt.

Nog een paar 'weetjes':
- Oogdruppels die geconserveerd zijn, worden meestal buiten de koelkast bewaard, omdat de werking van een conserveringsmiddel daalt bij een lage temperatuur.
- Oogdruppels die in een beschadigd oog worden toegepast mogen geen conserveringsmiddelen bevatten. De oogarts zal dit in voorkomende gevallen duidelijk maken op het recept. Verder kiezen sommige oogartsen ook bij een intact oog liever voor niet-geconserveerde oogdruppels. Wanneer mensen namelijk langdurig oogdruppels moeten gebruiken (bijvoorbeeld bij glaucoom of droge ogen), blijkt het conserveermiddel op den duur niet goed te zijn voor het hoornvlies. Dus denk niet dat iedereen die oogdruppels zonder conserveermiddel voorgeschreven krijgt, ook altijd een kapot oog heeft.

Geconserveerde oogdruppels zijn – mits koel bewaard en in niet-aangebroken verpakking – tot twee jaar na bereiding houdbaar.

Niet-geconserveerde oogdruppels zijn in gesloten verpakking tot slechts zes maanden na bereiden houdbaar (of soms een nog kortere periode).

Zodra de verpakking door de patiënt is aangebroken, is de houdbaarheid van alle geconserveerde oogmedicatie altijd *één maand*, behalve natuurlijk voor die oogdruppels die binnen één maand niet chemisch houdbaar zijn. Deze termijn is noodzakelijk, omdat er tijdens het gebruik microbiologische verontreiniging kan plaatsvinden. Er mag ook slechts maximaal 10 ml per flacon worden afgeleverd. Deze hoeveelheid is bij correct gebruik altijd voldoende voor een maand. Komen mensen veel eerder terug, dan kan het zijn dat het oogdruppelen niet goed lukt. Vraag daarom altijd naar de reden waarom iemand eerder terugkomt.

Verpakking
Sluit bij sterilisatie door autoclaveren of verwarmen bij 100 °C in stromende waterdamp de oogdruppelflacons als volgt:
- model Gemo (Spruyt Hillen): niet helemaal dichtdraaien; na afkoelen goed vastdraaien;
- model Gemo/Sterilab (Bloklandpack): goed vastdraaien; polypropyleen opzet: goed vastdraaien met de bijgeleverde tang, zo nodig na afkoelen nog een keer.

9.2.2 Oogwassingen (collyria)

Oogwassingen worden toegepast als eerste hulp wanneer etsende of bijtende chemicaliën in het oog zijn terechtgekomen. Ook worden oogwaters toegepast ter verzachting van geïrriteerde en ontstoken ogen.

Ze worden op dezelfde manier bereid als de meeste oogdruppels. Dat betekent dat ruimte, kledingvoorschriften en werkwijze geschikt moeten zijn voor de bereiding van geneesmiddelen die in de verpakking worden gesteriliseerd. Het komt erop neer dat de omstandigheden en voorwaarden voor bereiding van een oogwassing gelijk zijn aan die voor bereiding van oogdruppels.

Het werkzame bestanddeel wordt opgelost in een van de steriele basisoplossingen. Indien nodig onder verwarmen. Vul, als de oplossing afgekoeld is, met oplosmiddel aan tot eindvolume of eindgewicht. Als geen conservering mag worden toegepast (bij een beschadigd oog), dan wordt steriel aqua purificata als oplosmiddel gebruikt. De oplossing wordt hierna gefiltreerd door een 1,2 μm-membraanfilter. De sterilisatie wordt uitgevoerd met stoomsterilisatie van vijftien minuten bij 121 °C. Bij verwarming van dertig minuten bij 100 °C wordt de oplossing door een 0,2 μm-filter gefiltreerd. Als het werkzame bestanddeel niet tegen warmte bestand is ('thermolabiel') dan moet de oogwassing aseptisch worden bereid. Dit komt heel weinig voor.

De oplossing wordt rechtstreeks in een patiëntverpakking uitgevuld. Dit zijn steriele flesjes van 25 ml, voor eenmalig gebruik. Voor meervoudig gebruik worden flacons van 100 ml afgeleverd. Vaak worden grotere hoeveelheden afgeleverd (500–1.000 ml).

Aan oogwaters moeten dezelfde eisen worden gesteld als aan oogdruppels (deeltjesvrij, steriel), maar de osmotische waarde en de pH mogen veel minder afwijken van de waarden van het traanvocht. Met andere woorden, de zuurgraad en de osmotische waarden liggen bij oogwassingen binnen veel nauwere grenzen dan bij oogdruppels. Door het spoelen met relatief grote hoeveelheden zijn de buffercapaciteit en het 'uitspoeleffect' van het traanvocht te verwaarlozen.

Kwaliteitseisen

Oogwassingen worden altijd gecontroleerd op:
- steriliteit door controle van de sterilisatietijd (noteren van begin- en eindtijd verwarming), temperatuur, borrelpunttest en eventueel het opsturen van monsters naar een laboratorium;
- helderheid;
- deeltjes en verontreinigingen;
- zuurgraad (pH);
- verpakking (goed dicht).

Zij moeten voldoen aan alle eisen die aan oogmedicatie worden gesteld.

Houdbaarheid

De houdbaarheid van chemisch en fysisch stabiele geconserveerde en gesteriliseerde (of op 100 °C naverwarmde) oogwassingen in een niet-aangebroken verpakking bedraagt 24 maanden bij 2–30 °C; na aanbreken: één maand bij 2–30 °C.

Bij onbekende chemische of fysische stabiliteit van geconserveerde en gesteriliseerde oogwassingen is de houdbaarheid: maximaal één maand bij 2–30 °C.

Houdbaarheid van niet-geconserveerde gesteriliseerde oogwassingen: niet-aangebroken verpakking: 24 maanden bij 2–30 °C; na aanbreken: 24 uur bij 2–8 °C.

Aseptisch bereide oogwassingen: 24 uur bij 2–8 °C; maximaal twee weken bij −15 °C, mits de verpakking bestand is tegen deze temperatuur en mits helder na ontdooien.

Het *FNA* stelt de chemische houdbaarheid van oogwassingen op één tot twee jaar na bereidingsdatum. Als microbiologische houdbaarheid tijdens het gebruik bij de patiënt wordt 24 uur aangehouden (sticker: na openen 24 uur bruikbaar).

Voor het gebruik kan een oogbadje aan de patiënt worden meegegeven. Ook zijn er speciale opzetstukken die om het oog kunnen worden aangebracht.

9.2.3 Oogzalven (oculenta)

Oogzalven) zijn halfvaste preparaten. Door een betere aanhechting aan het oog is de verblijftijd van een oogzalf in het oog langer. Deze langere verblijftijd zorgt ervoor dat het geneesmiddel gedurende een langere periode aan het oog wordt afgegeven. Oogzalven kunnen dan ook beschouwd worden als de depotpreparaten voor oogmedicatie.

Het door de oogzalf veroorzaakte gezichtsverlies is het grootste nadeel bij het gebruik ervan. Door de vettige laag op het oog wordt het zicht wazig. Ze worden daarom vaak 's nachts gebruikt, soms in combinatie met het gebruik van oogdruppels overdag.

Oogzalven bevatten één of meer werkzame bestanddelen, die in een geschikte basis zijn opgelost of hierin gelijkmatig zijn verdeeld. De zalfbasis mag geen irritatie teweegbrengen. Zij bestaat gewoonlijk uit een niet-waterige basis, zoals mengsels van vaseline, vloeibare paraffine en wolvet.

Oogzalven moeten zo worden bereid dat hun steriliteit is verzekerd en aanwezigheid van verontreinigingen wordt voorkomen. Bij de bereiding van oogzalven moet er rekening mee gehouden worden dat ze meestal niet in de eindverpakking te steriliseren zijn. De reden hiervoor is dat de meeste oogzalven suspensiezalven zijn. Tijdens sterilisatie door verwarmen wordt de basis vloeibaar en kunnen de gesuspendeerde deeltjes uitzakken. Sterilisatie van de bereide zalf door verwarmen is alleen mogelijk in het zeldzame geval dat het geneesmiddel in de basis is opgelost en bovendien bestand is tegen verhitten bij de sterilisatietemperatuur. In de regel worden de oogzalfbasis en de te verwerken stoffen of oplossing apart gesteriliseerd en daarna aseptisch gemengd.

Het *LNA* kent drie procedures met betrekking tot de bereiding van oogzalven.
- bereiding van suspensieoogzalf;
- bereiding met een vetoplosbaar geneesmiddel;
- bereiding met een wateroplosbaar geneesmiddel.

In deze procedures worden de bereidingsstappen nauwgezet beschreven.

Ook voor oogzalven wordt de handleiding voor aseptische bereiding gevolgd. De bereiding van een *suspensieoogzalf* is gelijk aan het dispergeren van een vaste stof met een zalf, alleen dan onder bijzondere omstandigheden. Alle te gebruiken utensiliën moeten steriel zijn, de hoeveelheid oogzalfbasis kun je van tevoren niet afwegen, maar moet steeds worden gecontroleerd. Deze controle geschiedt door vóór het bereiden de gesloten tube met oogzalfbasis te wegen. Tijdens de bereiding wordt deze tube weer gewogen. Zo kun je steeds controleren hoeveel basis er inmiddels is verwerkt. Als deze controle buiten de LAF-kast geschiedt, moeten de tube en handschoenen steeds worden gedesinfecteerd. Het uitvullen in tubes gebeurt door rollen in steriele paraffine weegpapiertjes of polypropyleen weegfolie. Een andere manier om de tubes te vullen is met behulp van een steriele spatel. De tubes mogen niet verder dan tot 1,5 cm van de rand worden gevuld.

Voor een *oogzalf waarin het geneesmiddel oplost in de oogzalfbasis*, geldt dezelfde werkwijze als bij de suspensieoogzalf; alleen wordt na aanvullen met de oogzalfbasis niet direct uitgevuld in tubes maar wordt de mortier afgedekt en de benodigde tijd in een stoof geplaatst. Nadien wordt in de LAF-kast tot bekoelen geroerd en uitgevuld in tubes.

Bij een *oogzalf waarin het geneesmiddel oplost in water*, geldt dezelfde werkwijze als bij de eerste twee, alleen wordt het geneesmiddel eerst opgelost en voordat dit aan de zalfbasis wordt toegevoegd, door een 0,2 μm-filter gefiltreerd.

Oogzalven moeten worden verpakt in kleine steriele samendrukbare tubes, die zijn voorzien van een canule.

In-procescontroles

- Suspensieoogzalven: homogeniteit van de basis en afwezigheid van agglomeraten in de afwrijving en vóór het uitvullen.
- Oogzalven waarbij het geneesmiddel oplost in de oogzalfbasis: controleer of alle farmacon in de basis is opgelost en controle van de homogeniteit van het preparaat.
- Oogzalven waarbij het geneesmiddel oplost in water: controleer of de farmaca zijn opgelost, controle van de integriteit van het filter met de borrelpunttest en controle van de homogeniteit van de oogzalf.

Eindcontroles

Weeg de gevulde tubes.

Eisen

Aan oogzalven worden dezelfde hoge eisen gesteld als aan oogdruppels en oogwassingen:

- Ze moeten steriel zijn.
- Ze mogen geen grove deeltjes bevatten.
- Ze moeten gelijkmatig van uiterlijk zijn en mogen geen agglomeraten bevatten.
- Ze moeten in gesteriliseerd materiaal verpakt zijn.
- Er mag niet meer dan 5 g per verpakking worden afgeleverd.

Houdbaarheid

Bewaar oogzalven in de koelkast (2–8 °C).

Voor chemisch en fysisch stabiele oogzalven wordt een bewaartermijn van de niet-aangebroken verpakking aangehouden van twee jaar.

Als niet duidelijk is of een oogzalf stabiel is, wordt de bewaartermijn vastgesteld op één maand, en moet de oogzalf vers worden bereid.

9.3 Toedieningsvormen voor het middenoor

Het toedienen van preparaten in het middenoor (◼ fig. 9.3) mag alleen in uiterste noodzaak gebeuren, vanwege het risico van beschadiging van het gehoororgaan (ototoxiciteit) door het geneesmiddel, de hulpstoffen of het oplosmiddel. Ook bij toedienen van

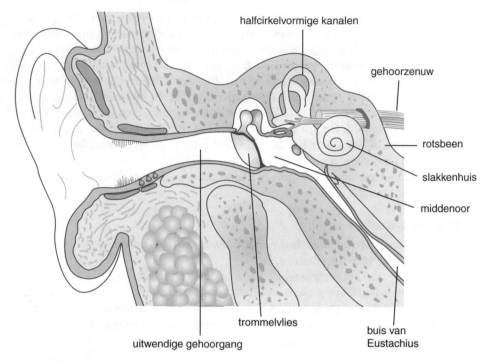

halfcirkelvormige kanalen

gehoorzenuw

rotsbeen

slakkenhuis

middenoor

trommelvlies

uitwendige gehoorgang

buis van Eustachius

◨ **Figuur 9.3**   Afbeelding oor

preparaten in de uitwendige gehoorgang bestaat in principe een risico van passage door het trommelvlies en dus van beschadiging. Om een ototoxische werking te kunnen uitoefenen moet een stof het binnenoor bereiken. Vanuit de uitwendige gehoorgang moet daartoe het trommelvlies worden gepasseerd en vervolgens vanuit het middenoor het ronde of het ovale venster. Deze membranen blijken alle min of meer doorlaatbaar te zijn. De passage wordt bemoeilijkt door rommel in de uitwendige gehoorgang, een gezwollen middenoorslijmvlies of exsudaat in het middenoor.

De kans op passage is dus het grootst als het middenoor 'gezond' is. In principe kunnen alle geneesmiddelen en basisvloeistoffen die het middenoor bereiken ototoxisch zijn.

Aangenomen wordt dat basisvloeistoffen als propyleenglycol en polyethyleenglycol de passage van daarin opgeloste stoffen kunnen vergroten.

Hoe langer de stoffen met het binnenoor in contact zijn, des te groter de kans op beschadiging. Het risico kan dus worden beperkt door verkorting van het contact. Ook het middenoor kan overigens worden beschadigd onder invloed van langdurig contact.

9.3.1   Eisen aan oordruppels

Oordruppels die gebruikt worden voor aandoeningen van de uitwendige gehoorgang hoeven niet steriel te zijn. Als het trommelvlies niet meer intact is, kunnen de druppels het middenoor bereiken en moeten de oordruppels wel steriel zijn.

Voor steriele oordruppels gelden de volgende aanbevelingen:
- waterig;
- osmotische waarde overeenkomend met een 0,8–1,5 % natriumchlorideoplossing;

= pH tussen 6 en 8;
= het werkzame bestanddeel is in opgeloste vorm aanwezig;
= conserveren bij aflevering in een verpakking voor meermalig gebruik.

In feite zijn dit grotendeels de eisen die ook aan oogdruppels worden gesteld, vandaar dat in het *FNA* bij Otoguttae ad auram mediam voor de bereiding naar de overeenkomstige oogdruppelvoorschriften wordt verwezen. De bereiding van steriele oordruppels is daarom gelijk aan de bereiding van oogdruppels en oogwassingen.

9.4 Steriele spoelvloeistoffen

Een spoelvloeistof is een steriele waterige oplossing of soms alleen water dat wordt gebruikt om lichaamsholten, wonden of lichaamsoppervlakken te spoelen, bijvoorbeeld na een chirurgische behandeling of bij de reiniging van wondoppervlakken. Omdat er beslist geen bacteriële infectie mag optreden, zijn deze spoelvloeistoffen altijd steriel.
   Onder de spoelvloeistoffen rekenen we:
= blaasspoeling;
= wondspoeling;
= vaginale spoeling (hoeft niet steriel te zijn).

In de openbare apotheek hebben we zelden met spoelvloeistoffen te maken. Een enkele keer moet er een steriele blaasspoeling of vaginale spoeling worden gemaakt.
   In de ziekenhuisapotheek worden wel veel steriele spoelvloeistoffen gemaakt.

9.4.1 Bereidingsaspecten

Bij de bereiding van spoelvloeistoffen houd je rekening met de volgende aspecten:
= Water dat bij spoelvloeistoffen wordt gebruikt is altijd het water voor injecties of Aqua ad injectabilia.
= Er mogen geen conserveermiddelen worden toegevoegd.
= De spoelvloeistof moet beslist pyrogeenvrij zijn.
= De vloeistoffen worden gefiltreerd door een membraanfilter van $\leq 1,2$ μm.
= De spoelvloeistoffen zijn verpakt in speciale flacons of zakken.
= Als sterilisatie wordt de stoomsterilisatie van 121 °C gebruikt.
= Op het etiket staan toepassing, houdbaarheid, juiste naam, concentratie of sterkte van de spoelvloeistof vermeld (in m/v % of in m/m %).

9.4.2 Houdbaarheid

De houdbaarheid van aseptisch bereide spoeloplossingen is: 24 uur bij 2–30 °C, maximaal twee weken bij −15 °C, mits de verpakking bestand is tegen deze temperatuur en helder na ontdooien.

9.4.3 Kwaliteitseisen

Spoelvloeistoffen moeten vanwege de toepassingen:
- steriel;
- isotoon;
- pyrogeenvrij;
- helder en vrij van deeltjes en
- verpakt zijn in containers voor eenmalig gebruik.

9.4.4 Peritoneaaldialyse

Ten slotte is er nog een speciale groep van steriele vloeistoffen: de peritoneaaldialyse-vloeistoffen. Deze worden gebruikt voor nierfunctievervangende therapie. Dit geschiedt door spoeling van de buikholte met een speciale, steriele vloeistof. Deze methode noemt men continue ambulante peritoneaaldialyse: CAPD.

Voor deze vloeistoffen gelden dezelfde kwaliteitseisen als voor de steriele spoelvloeistoffen.

9.5 Parenteralia

Toedieningen buiten het maag-darmkanaal om noem je *parenterale* toedieningen. Een voorbeeld hiervan is een injectie of een infuus met een geneesmiddeloplossing in de bloedbaan. De geneesmiddelpreparaten voor parenterale toediening noem je parenteralia. Parenteralia zijn meestal waterige geneesmiddeloplossingen (vloeistoffen), maar ook suspensies en emulsies komen voor. Deze vloeistoffen noem je parenterale vloeistoffen.

9.5.1 Toedieningsvormen en -wegen

Onder parenterale toedieningsvormen verstaan we volgens de *Europese Farmacopee*:
- injectievloeistoffen (volume minder dan 100 ml);
- intraveneuze infusievloeistoffen (volume meer dan 100 ml);
- concentraten voor de bereiding van injecties en intraveneuze infusievloeistoffen;
- poeders voor de bereiding van injecties en intraveneuze infusievloeistoffen;
- implantaten (steriele toedieningsvorm, bijvoorbeeld een steriele tablet die parenteraal aangebracht wordt en gedurende een bepaalde tijd het geneesmiddel aan het lichaam afgeeft).

Injectievloeistoffen verschillen in volume van infusievloeistoffen.

Concentraten voor injectie- en infusievloeistoffen mogen pas na verdunning worden toegediend. Injectievloeistoffen, infusievloeistoffen en concentraten kunnen oplossingen, emulsies of suspensies zijn. Poeders voor injectie- en infusievloeistoffen zijn meestal gevriesdroogde geneesmiddelen die na mengen met water als injectie worden toegediend.

9.5.2 Aandachtspunten bij parenteralia

Grondstoffen

Vrijwel alle parenterale toedieningsvormen zijn waterige oplossingen. In de derde editie van de *Europese Farmacopee* zijn eisen opgenomen waaraan water voor injecties moet voldoen. Hierbij wordt onderscheid gemaakt tussen water voor injecties in bulk (voorraad) en gesteriliseerd water voor injecties (in een verpakking gesteriliseerd). In de beschrijving wordt gesteld dat water voor injecties afkomstig moet zijn van destillatie in apparatuur die aan bepaalde eisen voldoet. Het water voor injecties in bulk zal na destillatie tot gebruik zo opgeslagen moeten worden dat de groei van micro-organismen wordt voorkomen. Bewaren kan dan ook alleen bij een temperatuur hoger dan 70 °C. Water voor injecties moet voldoen aan de eisen zoals gesteld in de derde editie van de *Europese Farmacopee*. Het water moet:
- bereid zijn door destillatie;
- pyrogeenvrij (endotoxinevrij) zijn;
- helder, kleurloos, geurloos en smaakloos zijn.

Aan de grondstoffen worden extra eisen gesteld. Indien mogelijk worden grondstoffen gekocht die al pyrogeenvrij zijn.

Samenstelling

Ook aan de samenstelling van infusievloeistoffen en injectievloeistoffen wordt een aantal eisen gesteld:
- zo veel mogelijk isotoon aan lichaamsvloeistoffen;
- zo veel mogelijk van dezelfde pH als de lichaamsvloeistof waarin het wordt toegediend; met name bij subcutane, epidurale, intrathecale toediening en toediening in kleinere venen zijn deze eisen van belang. Bij toediening in grotere vaten is dit minder belangrijk.

Voor alle parenterale vloeistoffen gelden de volgende eisen:
- steriel;
- pyrogeenvrij;
- vrij van deeltjes (niet van belang bij intramusculaire injecties).

Wanneer het te steriliseren geneesmiddel kan ontleden door oxidatiereacties, die vooral tijdens het sterilisatieproces sneller verlopen, wordt gebruikgemaakt van een inert gas, meestal stikstof en soms koolzuurgas, om de zuurstof tijdens de bereiding uit de vloeistof en flessen of ampullen te verwijderen.

Afvullen vindt dan eveneens onder stikstof plaats. Daarnaast worden bij ampulvloeistoffen vaak hulpstoffen toegepast om oxidatie van het geneesmiddel te voorkomen. Deze hulpstoffen zijn:
- natriumedetaat om zware metalen, die de oxidatie bevorderen, weg te vangen;
- ascorbinezuur (vitamine C) of natriumpyrosulfiet die beide sneller geoxideerd worden dan het geneesmiddel. De oxidatie krijgt dan geen kans. Deze hulpstoffen zijn niet toegestaan bij de bereiding van geneesmiddelen voor epidurale toediening.

In-procescontroles

Voordat je met de werkzaamheden kunt beginnen, moeten de omstandigheden waaronder je de bereiding uitvoert gecontroleerd worden. Tussentijds zijn ook controles nodig, zoals:

- controle op de utensiliën en de eventuele apparatuur die schoon, droog en zo mogelijk steriel moet zijn;
- controle op de ruimten die schoon en droog moeten zijn;
- controle op de zuiverheid van de lucht;
- controle van het water dat vers bereid moet zijn;
- controle op de helderheid van de oplossing;
- controle van het sterilisatieproces (bij aseptisch bereiden: de borrelpunttest);
- controle op pyrogenen;
- controle van de pH;
- controle op de steriliteit van het eindproduct en de houdbaarheid.

Sterilisatie

De sterilisatie van flessen en zakken gebeurt in ziekenhuisapotheken met heetwaterautoclaven. Ampullen worden in een stoomautoclaaf gesteriliseerd. De sterilisatie vindt meestal in bakken (met gaatjes) plaats. Deze zijn niet geschikt voor sterilisatie in een heetwaterautoclaaf, omdat er een ongelijkmatige temperatuurverdeling ontstaat. Ampullen worden meestal op de kop gesteriliseerd, zodat de vloeistof in contact is met het sluitpunt van de ampul.

Na afloop van het sterilisatieproces wordt de autoclaaf vacuüm gezogen zodat zwakke ampullen leeglopen en er geen risico is op het gebruik van ampullen die niet goed gesloten zijn (en dus besmet met micro-organismen).

Afwerking

In de derde editie van de *Europese Farmacopee* is opgenomen dat oplossingen voor parenterale toediening vrij moeten zijn van deeltjes.

Voordat infusen en ampullen van etiketten worden voorzien, moeten ze onderzocht worden op de afwezigheid van zichtbare deeltjes. Dit wordt meestal gedaan door een medewerker die iedere verpakking onder gepolariseerd licht bekijkt: 'schouwen'. Als in een verpakking deeltjes worden waargenomen, wordt deze verpakking verwijderd.

Een andere mogelijkheid is iedere charge met een deeltjesteller te laten onderzoeken bij het LNA. Na deze bepaling zijn de betreffende monsters niet meer te gebruiken.

Voor in polypropeen verpakte infusen is er geen mogelijkheid om te controleren of de charge vrij is van deeltjes; voor visuele inspectie zijn de zakken en flessen namelijk te ondoorzichtig.

9.5.3 Bewaring en houdbaarheid

Afhankelijk van de stabiliteit en het sterilisatieproces zijn er verschillende bewaartermijnen. Als de producten chemisch stabiel en goed gesteriliseerd zijn, kan een bewaartermijn van drie jaar gehanteerd worden, zoals bij insuline-injecties het geval is.

Als het product aseptisch bereid of chemisch niet-stabiel is, kan de houdbaarheid een maand of soms nog korter zijn.

Meestal worden steriele vloeistoffen in de koelkast bewaard. Maar het kan zijn dat het geneesmiddel niet tegen zo'n lage temperatuur kan en bij kamertemperatuur bewaard moet worden.

Kijk altijd goed naar de houdbaarheidstermijn en de vervaldatum als je injecties of steriele preparaten moet afleveren.

9.5.4 Kwaliteitseisen en controle

Parenterale bereidingen moeten aan veel voorwaarden voldoen.

Een parenterale vloeistof:
- bevat geneesmiddelen die goed oplosbaar zijn;
- is bereid met vers gedestilleerd water of een ander steriel oplosmiddel;
- is geheel steriel;
- bevat geen deeltjes (behalve als ze in suspensievorm worden toegediend);
- bevat geen pyrogenen;
- is zo mogelijk isotoon;
- is zo mogelijk isohydrisch (= dezelfde pH);
- is geconserveerd, behoudens enkele uitzonderingen;
- is zo bereid dat er geen oxidatie kan optreden, waardoor ontleding van geneesmiddelen zou kunnen ontstaan.

9.6 Parenteralia VTGM

Een VTGM-product is het gereedgemaakte product dat zonder verdere bewerking aan de patiënt wordt toegediend. Parenteralia VTGM zijn verschillende toedieningsvormen voor parenteraal gebruik die in de apotheek gereedgemaakt worden. In de KNMP Kennisbank zijn de meest voorkomende parenterale toedieningsvormen beschreven die via een VTGM-procedure worden gemaakt.

9.6.1 Vullen van medicatiecassettes

In de openbare apotheek kan het voorkomen dat je medicatiecassettes moet vullen met geneesmiddelen bestemd voor epiduraal, intrathecaal of subcutaan gebruik. Veelgebruikte medicatiecassettes met morfine in verschillende sterktes zijn ook via de groothandel als handelsproduct te bestellen; die zul je in de apotheek dus steeds minder vaak hoeven te maken. Voordat wordt uitgelegd hoe je een medicatiecassette vult, leggen we eerst iets uit over epidurale en intrathecale toedieningswegen en de hiervoor gebruikte geneesmiddelen.

Anatomie en fysiologie

Om het ruggenmerg (◘ fig. 9.4) zit een langwerpige, met vloeistof gevulde zak. Deze zak is een voortzetting van het hersenvlies en wordt het harde hersen- en ruggenmergvlies genoemd (dura mater spinalis). Naar boven toe is deze zak open en loopt de dura mater door in de ruimte binnen de schedel. Vocht tussen de dura mater spinalis en het ruggenmerg is identiek aan het hersenvocht (liquor cerebrospinalis). Injecties in deze vloeistof worden intrathecaal, intraduraal, (intra)spinaal of subarachnoïdaal genoemd. Afhankelijk van de hoogte in de wervelkolom wordt van cervicaal (cervix = nek), thoracaal (thorax = borst), lumbaal (lumba = lende) of caudaal (cauda = staart) gesproken.

De epidurale ruimte bevindt zich aan de buitenkant van de dura mater spinalis onder het stevige vlies (ligamentum flavum) dat de wervels bedekt. Injecties in deze ruimte worden epiduraal of periduraal genoemd. De epidurale ruimte is gevuld met bindweefsel, vetweefsel en een uitgebreid netwerk van vaten.

Door de spinale en epidurale ruimte lopen veel zenuwbanen die uit het ruggenmerg komen. Men kan via een injectie in de epidurale of spinale ruimte dan ook veel zenuwbanen tegelijk 'verdoven'. Tevens is dit zeer dicht bij de plaats waar stoffen als morfine hun werking uitoefenen.

Zowel intrathecale als epidurale injecties staan bekend als de ruggenprik.

9

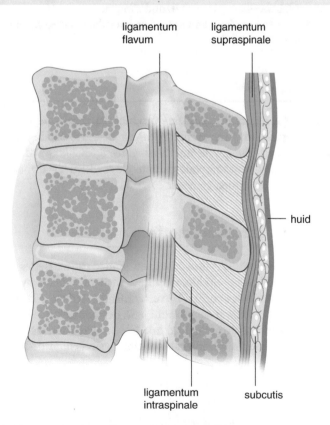

◘ **Figuur 9.4**   Het ruggenmerg en zijn omgeving

Epidurale toediening

Voordelen van de epidurale toediening (◘ fig. 9.5) ten opzichte van de intrathecale toediening zijn:

- bij ambulante patiënten minder risico wanneer de katheter verschuift;
- minder kans op centrale bijwerkingen; bij infectie minder kans op meningitis (hersenvliesontsteking).

Intrathecale toediening

Voordelen van de intrathecale toediening (◘ fig. 9.6) ten opzichte van de epidurale toediening zijn:

- geen fibrose (verbindweefseling) in de epidurale ruimte;
- lagere doseringen.

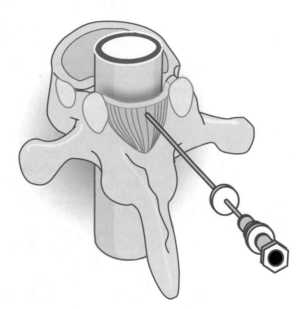

◘ **Figuur 9.5**   De punt van de naald is door het ligamentum flavum en bevindt zich dus in de epidurale ruimte. In de figuur is de epidurale ruimte leeg getekend. In werkelijkheid bevindt zich in de epidurale ruimte een verzameling van losmazig weefsel, bloedvaten en zenuwen.

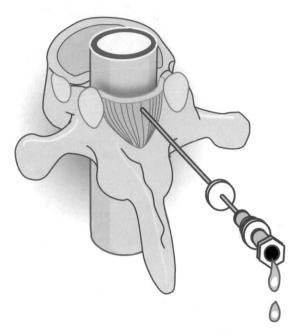

9

🔲 **Figuur 9.6**   Hier is dezelfde naald door de dura mater heen gestoken. Uit de punt van de naald druppelt de liquor cerebrospinalis. Hierna kan het verdovingsmiddel gespoten worden en de intrathecale anesthesie zal zich zeer snel zetten.

Indicaties
Vaak zijn pijnklachten door de huisarts of specialist goed te bestrijden met tabletten of pleisters. Maar soms helpen de voorgeschreven medicijnen niet meer of krijgt de patiënt door de hoge doseringen te veel bijwerkingen. Men kan dan kiezen voor epidurale of intrathecale toediening.
De keuze voor epiduraal of intrathecaal wordt bepaald door effectiviteit en bijwerkingen.
Er is meestal weinig verschil in effectiviteit, maar bij epidurale toediening wordt de morfine voor een groot deel in de algemene circulatie opgenomen.
Een voordeel van intrathecale toediening is dat het opiaat direct in de buurt van de receptor wordt toegediend. Bovendien kan men beter anticiperen op eventueel optredende gewenning bij intrathecale toediening, gezien de lagere doseringen.
De reactie van het lichaam op de katheter speelt voornamelijk een rol bij de epidurale toedieningsvorm. Binnen de epidurale ruimte kan bindweefselvorming leiden tot verstopping van de katheter en bij toenemende vermagering kan het epidurale vet in volume afnemen.

Toedieningswijze

Bij intermitterende toediening wordt een injectie van een zo gering mogelijk volume enkele malen per dag toegediend. Hierbij is vaak een bacteriefilter aangebracht waar men doorheen spuit. Bij epidurale injecties kan het volume dat per keer wordt ingespoten tot ongeveer 10 ml bedragen.

Bij spinale injecties is dit veel minder, omdat drukverhoging tot hoofdpijn en andere klachten kan leiden. In de thuiszorg kan het verschillende malen dagelijks toedienen van een injectie een praktisch probleem opleveren, wanneer geen bevoegde hulpverleners aanwezig zijn.

Intermitterende toediening levert ook het gevaar van drukverhoging op, waardoor de patiënt hoofdpijn kan krijgen.

Continue toediening van analgetica is in principe effectiever. Daarom is continue toediening met behulp van een pompje populair geworden.

Wanneer je bij de bereiding van de oplossing en het vullen van de vloeistofcassettes in de pompjes aseptisch werkt, is de infectiekans gering en zijn deze oplossingen langere tijd houdbaar.

Toegepaste geneesmiddelen

In het kader van de pijnbestrijding worden zowel opiaten als lokale anesthetica toegepast. Toepasbare opiaten zijn onder meer morfine, fentanyl, sufentanil, buprenorfine en nicomorfine.

Als lokale anesthetica past men vooral lidocaïne of bupivacaïne toe.

Aangezien opiaten een ander aangrijpingspunt hebben dan lokale anesthetica worden regelmatig combinaties toegepast, bijvoorbeeld een combinatie van bupivacaïne en morfine.

Voor injectievloeistoffen voor epidurale of intrathecale toediening gelden de volgende eisen:

- Ze mogen, in tegenstelling tot oplossingen voor intramusculair, subcutaan of intraveneus gebruik, geen conserveermiddelen, antioxidantia of edetaat bevatten.
- De pH moet zo mogelijk liggen tussen 4,5 en 7,4 en de oplossingen mogen niet gebufferd zijn. De injectiepreparaten met morfine die geschikt zijn voor epidurale toediening hebben een pH tussen 3,5 en 4, wat niet bezwaarlijk wordt geacht.

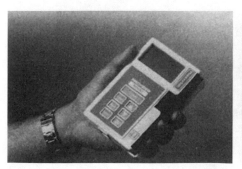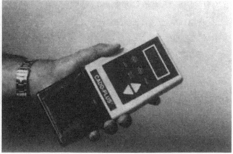

☐ **Figuur 9.7** Instelbare pomp behorend bij medicatiecassette. (Bron: ▶ www.spruyt-hillen.nl)

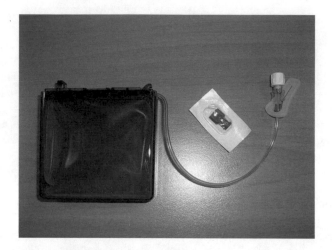

◘ Figuur 9.8   Medicatiecassette. (Bron: ▶ www.spruyt-hillen.nl)

Wanneer de oplossing is bedoeld voor subcutaan of intraveneus gebruik, gelden de hiervoor genoemde beperkingen niet.

De epidurale en intrathecale toediening brengen nogal wat complicaties, risico's en belemmeringen met zich mee. Tegenwoordig zie je dat de medicatiecassettes (◘ fig. 9.7 en 9.8) ook bij een subcutane toediening worden gebruikt. In de praktijk blijkt dat men niet meer morfine gebruikt dan bij een epidurale of intrathecale toediening. De risico's zijn echter minder en er is ook geen operatie nodig.

Voorbereiding

— Ga na of wordt voldaan aan de randvoorwaarden van de procedure aseptische handelingen, zie ▶ H. 8. Als niet aan de randvoorwaarden van deze procedure kan worden voldaan, moet de bereiding worden uitbesteed.
— Kies het volume van de cassette aan de hand van de voorgeschreven hoeveelheid en reken de benodigde hoeveelheden uit.
— Controleer de cassette op beschadiging en vervaldatum.

Vullen

In ◘ fig. 9.9 staat hoe de cassette gevuld moet worden.

In-procescontroles

— Controleer de helderheid, controleer of de oplossing homogeen is (afwezigheid mengslierten).
— Controleer als voorgeschreven de pH met indicatorpapier in de eerste druppel aan het infuuslijntje.
— Controleer op afwezigheid van grote luchtbellen.
— Bepaal, als de geneesmiddeloplossing is gefiltreerd, het borrelpunt om de integriteit van het gebruikte membraanfilter te testen.

smiths medical
bringing technology to life

Vullen van de
Smiths Deltec Medicatiecassette

LET OP:
- **Werk altijd onder aseptische condities**
- **Niet verder vullen dan de nominale inhoud.**

Datum: 06-04-2005

- Bereid van tevoren op aseptische wijze een mengsel van toe te dienen geneesmiddel(en) en verdunningsvloeistof

- Neem een luer-lock spuit met tenminste 10 ml extra capaciteit om het verwijderen van lucht mogelijk te maken (meestal een 50/60ML spuit)

- Vul, afhankelijk van het eindvolume, een of meerdere spuiten met (aseptisch) bereide infusievloeistof.

- Verwijder de ontluchte dop van de luer-lock fitting (1) aan het uiteinde van de lijn en werp deze weg. Raak het vloeistofpad niet aan en verontreinig het evenmin op andere wijze.

- Bevestig de spuit op de luer-lock fitting (1) van de lijn en begin de medicatiezak van de Medicatiecassette te vullen (eventueel via een infusie filter).

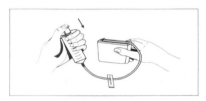

- Stop met vullen wanneer de medicatiezak (2) halfvol is. Gebruik de lijnklem (4) om de lijn af te klemmen.

- Stop het vullen, wanneer de tegendruk in de medicatiezak te hoog wordt.
  Zuig de achtergebleven lucht op met de spuit.

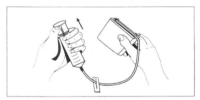

LET OP:
Zorg dat de medicatiezak (2) binnen de Medicatiecassette niet onder druk wordt gesteld. Als de medicatiezak onder te hoge druk wordt

- Beweeg de Medicatiecassette op en neer. Dit om alle luchtbellen in één grote luchtbel te verzamelen. Zet de Medicatiecassette schuin en open de lijnklem (4). Zuig hierna resterende luchtbellen op. Zet de lijnklem (4) dicht.

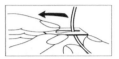

- Maak de spuit los van de luer-lock fitting (1) en sluit de fitting af met de rode luer-lock dop zonder luchtopening

LET OP:
Als de gevulde Medicatiecassette bevroren is, laat het dan alleen bij kamertemperatuur ontdooien. Ontdooi de Medicatiecassette niet in een magnetron.

- Sluit de cassette (3) aan op de pomp, volgens de bijgeleverde gebruiksaanwijzing van de pomp. Sluit een CADD® extensieset met anti-sifonklep aan volgens de bijgeleverde instructies van de extensieset.

- Maak alle klemmen los. Vul het systeem volgens de instructies in de bedieningshandleiding totdat het gehele vloeistofpad met vloeistof gevuld is en geen lucht bevat.

- Sluit de luer-lock fitting (1) op een geschikte infusieset of verblijfscatheter aan.

■ Figuur 9.9 Vullen van de Smiths Deltec Medicatiecassette. (Bron: ▶ www.smiths-medical.com)

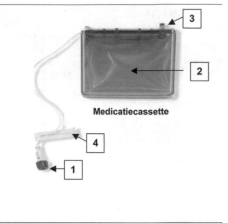

gesteld of te ver gevuld wordt, kan hij openbarsten.

- Houd de spuit vast met de punt naar beneden gericht en spuit de resterende vloeistof in de medicatiezak (2) van de Medicatiecassette. Klem de lijn (4) af.

    Referentie: gebruiksaanwijzing Smiths Deltec Inc. USA
    Medicatiecassette Nr: 40-3806-24B Versie 2001-10

Medicatiecassette

www.smiths-medical.com

◼ **Figuur 9.9**   Vullen van de Smiths Deltec Medicatiecassette. (Bron: ▶ www.smiths-medical.com)   (vervolg)

Etikettering

— Plak het etiket zodanig op de cassette dat het etiket zichtbaar blijft tijdens het gebruik in de pomp.
— Bevestig in elk geval een etiket op de omverpakking als de infusievloeistof door een ondoorzichtige omverpakking tegen lichtinvloed moet worden beschermd.

Eindcontroles

— Verricht de eindcontroles volgens de procedure parenterale toedieningsvormen: helderheid, kleur, beschikbaar volume, verpakking en etikettering.

Aflevering

— Verpak de cassette bij aflevering aan de patiënt in een afsluitbare zak.
— Kies voor een afsluitbare omverpakking die tegen lichtinvloed beschermt als het preparaat lichtgevoelig is en bevestig hierop een extra etiket.

9.6.2 Vullen van ampullen of spuiten voor insulinepompen

Een beperkt aantal mensen met diabetes mellitus (suikerpatiënten) wordt behandeld met 'continue subcutane insuline-infusie' via een draagbare pomp. Voor dit doel zijn verschillende typen apparaten beschikbaar: zoals de OmniPod pomp, de Accu-Chek pomp of de Minimed pomp. Insulineoplossingen voor gebruik in een pomp moeten verpakt zijn in voor de desbetreffende pomp geschikte ampullen, reservoirs of wegwerpspuiten. Als het voorgeschreven type insuline niet in een voor de pomp geschikte verpakking in de handel is, moet het daarin worden overgebracht vanuit de handelsverpakking. Insuline-injectievloeistoffen zijn geconserveerd, maar de vloeistof blijft in de pomp gedurende een aantal dagen op huidtemperatuur. Door de continue aanwezigheid van het naaldje van de infusset bestaat er een verhoogde kans op huidinfecties, doordat micro-organismen in de onderhuid terecht kunnen komen. Om deze redenen heeft het in veel gevallen de voorkeur de insulineoplossingen in de apotheek af te vullen. In de apotheek kan het afvullen onder aseptische voorzorgen plaatsvinden, terwijl dit bij de patiënt thuis niet mogelijk is. Bovendien houdt het afvullen door de patiënt zelf in dat deze een aangebroken flacon insuline moet bewaren.

Bepaalde typen insuline zullen in de apotheek moeten worden uitgevuld.

Het is belangrijk dat geen luchtbellen in de ampul of spuit achterblijven die haperingen in de insulinevoorziening kunnen veroorzaken. Het is bekend dat bij bewaring in de koelkast toch weer een luchtbel kan ontstaan. Toch is voor bewaring in de koelkast gekozen, omdat het een aseptisch afgevuld preparaat betreft, dat bovendien insuline bevat. Aanbevolen wordt de ampul of spuit voor gebruik op kamertemperatuur te laten komen.

Er mogen geen etiketten op de spuiten of ampullen zelf worden geplakt, aangezien ze anders niet goed meer in de pomp passen.

Bewaring

Voor het vaststellen van de bewaartermijn spelen alleen microbiologische aspecten een rol, omdat insuline bij 4–8 °C chemisch voldoende stabiel is. Aangezien het een eenvoudige aseptische handeling betreft, onder verhoogde productbescherming, met een geconserveerde vloeistof wordt als bewaartermijn één maand in de koelkast aangehouden. De gebruikstermijn na aansluiten is gesteld op maximaal één maand, naar analogie van de gebruikstermijn bij met insuline gevulde wegwerppennen. In de praktijk bedraagt de gebruikstermijn meestal niet meer dan enkele weken.

9.6.3 Bereidingen met oncolytica

Oncolytica

Alle soorten kanker hebben gemeenschappelijk dat het cellen zijn die de normale cellen verdringen. Meestal zijn kankercellen sneldelende cellen, maar niet altijd. Kanker kan overal in het lichaam voorkomen, maar het meest komen long-, darm-, borst- en bloedkanker voor. Hoe kanker ontstaat is niet duidelijk, evenmin waarom de ene persoon het wel krijgt, en de andere niet. Bij een aantal soorten kanker is een relatie met chronische blootstelling aan giftige stoffen vastgesteld (longkanker bij rokers), familiair of met eetgewoonten (slokdarmkanker door zeer hete thee in Japan).

Kanker kan worden behandeld met:

- Chirurgie, wegsnijden van het gezwel; eventueel in combinatie met bestraling en oncolytica.
- Bestraling met röntgenstralen; kan zowel primair als secundair zijn; primaire bestraling is bestraling zonder voorafgaande chirurgie of oncolytica.
- Chemotherapie met oncolytica; een behandeling met chemische stoffen (oncolytica). Zij wordt toegepast bij niet te opereren tumoren en bij gemetastaseerde tumoren. Soms wordt na chirurgie nabehandeld met oncolytica. Men spreekt dan van adjuvante chemotherapie ('hulp'-chemotherapie).

Oncolytica tegen kanker hebben gemeen dat het stoffen zijn die de celgroei remmen. Deze stoffen werken op een aantal verschillende manieren de groei van de cel tegen. Soms verstoren ze de eiwitaanmaak in de cel, soms maken ze celbestanddelen kapot door een chemische reactie, soms verstoren ze het metabolisme. Het resultaat is dat de cel doodgaat, althans als de dosis hoog genoeg is. Cytostatica werken het best in sneldelende cellen (tumorcellen).

Helaas kan men niet zo hoog doseren als men zou willen, om de tumorcellen meteen te doden, omdat cytostatica ook gezonde sneldelende cellen aantasten. Gezonde sneldelende cellen in het lichaam zijn onder meer die van het beenmerg (bloedvormend weefsel), van de haarwortels, mondslijmvlies en geslachtsorganen.

Bekende veelvoorkomende bijwerkingen van cytostatica zijn dan ook bloedarmoede, leukopenie (tekort aan witte bloedcellen (leukocyten)), haaruitval, mondontstekingen (stomatitis) en onvruchtbaarheid.

Een kuur is een behandelingscyclus met oncolytica. Soms is dat één middel, soms twee en soms meer tegelijk. Soms duurt een kuur een aantal dagen achtereen. Na de kuur wacht men enige tijd voordat men de (hopelijk kleiner wordende) tumor weer aan een dosis blootstelt. Dit is ook van belang voor de bloedcellen van de patiënt. De optredende beenmergremming maakt dat de patiënt zich slap en zwak voelt. Door de leukopenie is bovendien het infectiegevaar groot (leukocyten beschermen tegen infectie). In de praktijk houdt men aan dat het aantal leukocyten in het bloed boven een bepaalde waarde moet zijn gestegen alvorens men de volgende dosis geeft.

De meeste kuren hebben intervallen van een tot drie weken. Is na deze tijd het aantal leukocyten nog te laag, dan wordt bijvoorbeeld een week gewacht, of soms nog langer. Hoe zwaarder de kuur, dat wil zeggen hoe meer effect op de tumor maar ook op het beenmerg, hoe langer men soms moet wachten op herstel van de functie van het beenmerg.

Men gaat vaak een afgesproken tijd door met de kuren, waarna men stopt om te zien of de tumor kleiner is geworden, of verdwenen is.

De (arbo)wetgeving schrijft voor dat zowel de werkgever als de werknemer maatregelen moet nemen zodat bereidingen met oncolytica geen gezondheidsrisico's opleveren. De Beleidsregel Cytostatica is een specifieke arbowetgeving. Werkgevers moeten met een RI&E-procedure de risico's van het werk in kaart brengen, verbeteringen voorstellen en de genomen maatregelen evalueren.

Het gezondheidsrisico wordt bepaald door zowel de toxiciteit van een stof als door de blootstelling eraan.

Voor de blootstelling is een arbo-risicomodel ontwikkeld door TNO en WINAp. Dit model bevat een aantal klassen met als variabelen de hoeveelheid stof en de ventilatiemaatregel.

Wat toxiciteit betreft worden stoffen en geneesmiddelen ingedeeld in een vijftal gevaarscategorieën op grond van een soort afgeleide van de MAC-waarde (*maximal allowable concentration*: maximaal toelaatbare concentratie).

Het arbo-risicomodel is uitgewerkt in de LNA-procedures Arbo en gevaarlijke stoffen.

Het arbo-risicomodel is bekend onder de naam RiFaS. Met dit model is het gezondheidsrisico van elke bereiding met elk geneesmiddel te beheersen.

Bereiding met oncolytica

Voor bereidingen en bereidingshandelingen met oncolytica geldt de Beleidsmaatregel Cytostatica (andere naam voor oncolytica). Hierin worden beheersmaatregelen met betrekking tot oncolytica beschreven. Een groot aantal oncolytica is ingedeeld als kankerverwekkend. Bij de overige oncolytica is dit nog niet bekend.

De blootstelling van medewerkers aan oncolytica moet tot een veilig niveau beheersbaar zijn. De nulblootstelling wordt nagestreefd. Dit betekent dat het in het ideale geval zo zou moeten zijn dat diegene die het middel klaarmaakt of toedient, in het geheel niet in aanraking komt met de (opgeloste) stof.

In de arbowetgeving worden vier strategieën als vier arbeidshygiënische niveaus onderscheiden:
1. bronmaatregelen;
2. collectieve maatregelen;
3. individuele maatregelen;
4. persoonlijke beschermingsmiddelen.

Prioriteit hebben maatregelen op het eerste niveau, bronmaatregelen dus, omdat deze het grootste effect hebben. Lukt het ondanks maximale inspanningen niet om op het hoogste niveau de blootstelling tot een aanvaardbare waarde terug te brengen, dan komen de maatregelen ventilatie, afscherming van mens en bron en als laatste het gebruik van persoonlijke beschermingsmiddelen in aanmerking.

Bronmaatregelen

Men voorkomt het vrijkomen van cytostatica bij de bron. Het best kan dit geschieden door een schadelijke stof te vervangen door een minder schadelijke stof. Dit is echter voor cytostatica onmogelijk, omdat de toe te passen middelen veelal in behandelingsprotocollen vastliggen. Wat wel mogelijk is, is het volgende: de fabrikant van het oncolyticum geeft een schoonverklaring van de verpakking, tijdens de bereiding wordt gewerkt met (semi-)gesloten systemen, persoonlijke beschermingsmiddelen en volgens een geëigend schoonmaakproces de werkplek reinigen.

Ventilatie

Oncolytica worden in een veiligheidswerkbank of isolator met onderdruk bereid. Hiervoor is gekozen omdat door de onderdruk de kans op contaminatie met risicovolle stoffen vanuit de ruimte waar de veiligheidsbank of isolator staat, wordt verkleind. De ruimte waarin deze veiligheidsbank of isolator staat dient volgens de Beleidsregel vier tot zes keer meer geventileerd te worden. In deze ruimte worden de voorbereidingen getroffen en worden de producten afgewerkt.

In de twee paragrafen hierna worden de volgende onderdelen beschreven: het vullen van een injectiespuit (▶ par. 9.6.4) en het bijspuiten aan een infuuszak (▶ par. 9.6.5).

Veel cytostatica worden geleverd als droog poeder in een injectieflacon met een rubber stop. Door de wijze van fabricage kan zo'n flacon onderdruk bevatten, dat wil zeggen: de druk in de flacon is lager dan de druk buiten de flacon. Het rubber staat dan iets bol naar binnen toe (hol dus), maar vaak is dat niet zichtbaar. Bij aanprikken van de flacon met een spuit met oplosmiddel blijkt in zo'n geval nogal eens dat de eerste milliliters vloeistof zonder te drukken naar binnen worden gezogen. Andere flacons bevatten echter overdruk. Men dient zich goed te realiseren dat het ontstaan van overdruk in de flacon altijd vermeden moet worden, omdat anders poeder of oplossing bij aanprikken dan wel eruit trekken van de naald naar buiten kan ontsnappen. Om die reden werkt men bij de bereidingen met oncolytica met een gesloten of semi-gesloten systeem.

Gesloten systeem

Een voorbeeld van een gesloten systeem (zie ◼ fig. 9.10) is een combinatie van:
- een wegwerpspuit met luer lock;
- een systeem met veiligheidspal en naald;
- een speciale spike met ballon;
- een injectieflacon met een rubberen dop (= vial).

Bij een gesloten systeem kan tijdens de bereiding bij overdruk geen lucht vanuit de cytostaticumflacon in de omgeving terechtkomen.

Semi-gesloten syteem

Een semi-gesloten systeem (zie ◼ fig. 9.11) kan bestaan uit een zijlijn die is gevuld met neutrale vloeistof uit een infuuszak. Via een naaldvrije aansluiting op de kunststofnaald wordt vloeistof uit de zak getrokken om het cytostaticum op te lossen. Op de vial is een spike bevestigd met een hydrofoob filter ter voorkoming van aërosolen. Lucht kan dit filter passeren, terwijl druppeltjes worden tegengehouden. Via de gelockte aansluiting op de spike kan de spuit met de neutrale vloeistof worden leeggespoten om het cytostaticum op te lossen in de vial.

Bij een semi-gesloten systeem kan lucht tijdens de bereiding bij overdruk uit de cytostaticumflacon wel in de omgeving terechtkomen, echter na het passeren van een filter.

Bij de bereidingen van oncolytica worden overal speciale eisen aan gesteld, zo ook aan de toedieningssystemen.

1. Tijdens het voor toediening gereedmaken van cytostatica komen geen spatten of aërosolen vrij. Aërosolen zijn zeer kleine vloeistofdruppeltjes die lang in de lucht kunnen blijven zweven en diep in de longen kunnen worden ingeademd.
2. Tijdens het voor toediening gereedmaken wordt morsen of verloren gaan van cytostatica voorkomen.
3. Het systeem is voorzien van gelockte of geborgde verbindingen.

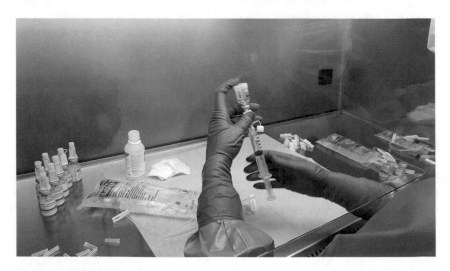

◼ **Figuur 9.10**   Voorbeeld van een gesloten systeem. (Bron: Bravis)

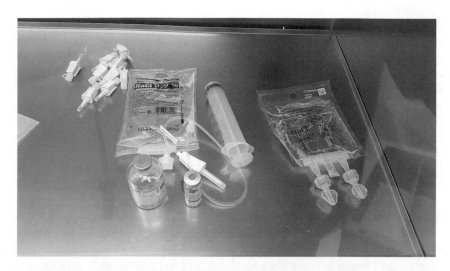

■ **Figuur 9.11**   Voorbeeld van een semi-gesloten systeem. (Bron: Bavis)

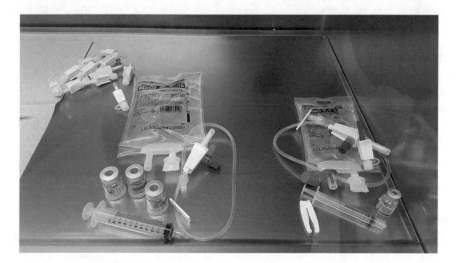

■ **Figuur 9.12**   Spikes. (Bron: Bavis)

4. Cytostaticasystemen worden zo veel mogelijk met adequate barrière afgeleverd. Dit kan bijvoorbeeld door middel van een voorgevuld infuuslijntje. Dit soort extra maatregelen maken het toedienen van oncolytica veiliger. Hierdoor zijn minder persoonlijke beschermingsmiddelen nodig.

Om aërosolvorming te voorkomen in geval van spuitbehandeling, kunnen spikes (zie ■ fig. 9.12) worden gebruikt met een ontluchter. Door de ontluchter met daarin een hydrofoob filter worden drukverschillen automatisch opgeheven, zodat aërosolvorming voorkomen wordt. Gebruik van spikes heeft de voorkeur boven het gebruik van naalden, ten eerste omdat de drukverschillen niet meer handmatig hoeven worden opgelost en ten tweede omdat prikaccidenten met naalden op deze manier worden voorkomen.

Voor toediening gereedmaken: spuiten en naalden

Gebruik veilige naaldsystemen en naaldcontainers. Ook door een veilige en accurate manier van werken worden prikaccidenten zo veel mogelijk voorkomen. Het gebruik van spikes, zoals eerder beschreven, heeft de voorkeur.

Gebruikers en leveranciers overleggen over bruikbare en betaalbare methoden om zo veilig mogelijk bereidingen met naalden en spuiten te kunnen uitvoeren, bijvoorbeeld een systeem waarbij de naald kan worden teruggetrokken in de spuit of de naald losgeklikt kan worden boven de naaldencontainer. Het gebruik van een naaldencontainer wordt sowieso sterk aanbevolen.

Bij het voor toediening gereedmaken van cytostatica mag een spuit alleen worden ontlucht wanneer dit voor het aflezen van de juiste dosering noodzakelijk is. Gebruik eventueel een steriel gaasje om druppels op te vangen.

Voordat de bereiding met oncolytica de apotheek verlaat, zijn er technieken gebruikt die verspreiding van het cytostaticum en daardoor besmetting van de omgeving voorkomen. De toedieningssystemen worden met een adequate barrière (lucht of neutrale infusievloeistof) tussen het (gelockte) koppelpunt en het cytostaticum aangeleverd. Met het (gelockte) koppelpunt wordt bedoeld het punt waarbij het infuus bij de patiënt wordt aangesloten. Een 'good practice' is als de apotheek een schoonverklaring afgeeft aan de afdelingen over de buitenkant van de infuussystemen.

Controle en validatie

Validatie van de aseptische werkwijze, persoonlijke kwalificatie en microbiologische monitoring dient uitgevoerd te worden zoals beschreven in hoofdstuk Z3 van de GMP-Z (Good Manufacturing Practices in Ziekenhuizen). De schoonmaakprocedure van de bereidingsruimte en de ruimte waar de veiligheidswerkbank of isolator zich bevindt, dient periodiek gecontroleerd te worden door het nemen van veegproeven.

9.6.4 Vullen van een injectiespuit

Randvoorwaarden

Ga na of wordt voldaan aan de randvoorwaarden van de procedure aseptische handelingen (zie ▶ H. 8). Als niet aan de randvoorwaarden van deze procedure kan worden voldaan, moet de bereiding worden uitbesteed.

Bereiding

— Werk in de LAF-kast.
— Volg de procedure aseptische handelingen, basishandelingen (zie ▶ H. 8) voor het verzamelen van de bereide geneesmiddeloplossing in een spuit van het voorgeschreven volume. De diverse mogelijkheden worden hierna beschreven. Er zijn verschillende manieren om een injectiespuit te vullen.

Opzuigen van een middel in een spuit

Opzuigen van oplosmiddel of geneesmiddeloplossing uit een infusieflacon in een spuit:
— Werk in een LAF-kast en desinfecteer het aanprikpunt van de infusieflacon met alcohol 70 %.

- Laat drogen. Trek de zuiger van de spuit zo ver omhoog dat de spuit voor 80 % van het op te zuigen volume met steriele lucht is gevuld. Draai de naald op de spuit. Haal het beschermkapje van de naald.
- Prik de naald onder een hoek van 60 graden door het aanprikpunt om vrijkomen van rubberdeeltjes te beperken en duw vervolgens de naald recht.
- Creëer of handhaaf de onderdruk bij het opzuigen van vloeistof uit een infusiefla-con om te voorkomen dat het geneesmiddel uit de flacon sproeit als de naald eruit getrokken wordt. Onderdruk in de flacon verkrijg je door – na aanprikken van de flacon – eerst de zuiger van de spuit verder uit te trekken, waardoor er lucht uit de flacon verdwijnt en er onderdruk ontstaat.
- Beweeg de zuiger steeds een stukje naar beneden en weer omhoog tot het juiste volume is opgezogen.
- Zuig wat extra lucht uit de flacon door de zuiger nog iets verder uit te trekken.
- Haal, met de zuiger in deze positie, de spuit met naald uit de flacon.
- Ontlucht de spuit, zet het beschermkapje op de naald, en controleer of het juiste volume is opgezogen.

Opzuigen uit een ampul

- Werk in een LAF-kast.
- Breek de ampul open met een steriel gaas.
- Gebruik voor het opzuigen van injectievloeistof uit een glazen ampul een starre of flexibele ('filterstraw') glasfilternaald tenzij de vloeistof via een 0,2 μm-membraanfilter in het uiteindelijke uitvulreservoir wordt gefiltreerd. Zuig de benodigde hoeveelheid vloeistof uit de ampul.
- Ontlucht de spuit, zet het beschermkapje op de naald, en controleer of het juiste volume is opgezogen.
- Demonteer de glasfilternaald of filterstraw en gooi hem in de daarvoor bestemde naaldencontainer weg.

Steriel poeder bewerken en opzuigen

- Werk in een LAF-kast.
- Desinfecteer het aanprikpunt van de flacon met oplosmiddel voor reconstitutie (*reconstitueren (= oplossen) van een steriel poeder in een infusieflacon en opzuigen*) met alcohol 70 %. Laat drogen.
- Trek de zuiger van de spuit zo ver omhoog dat de spuit voor 80 % van het op te zuigen volume met steriele lucht is gevuld. Draai een (dikke) optreknaald op de spuit. Haal het beschermkapje van de naald.
- Prik de naald onder een hoek van 60 graden door het aanprikpunt om vrijkomen van rubberdeeltjes te beperken en duw vervolgens de naald recht.
- Creëer of handhaaf de onderdruk bij het opzuigen van het oplosmiddel uit een flacon om sproeien te voorkomen als de naald uit de flacon getrokken wordt. Onderdruk in de flacon verkrijg je door – na aanprikken van de flacon – eerst de zuiger van de spuit verder uit te trekken, waardoor er lucht uit de flacon verdwijnt en er onderdruk ontstaat. Beweeg de zuiger steeds een stukje naar beneden en weer omhoog tot het juiste volume is opgezogen.
- Zuig wat extra lucht uit de flacon door de zuiger nog iets verder uit te trekken.
- Haal, met de zuiger in deze positie, de spuit met naald uit de flacon.

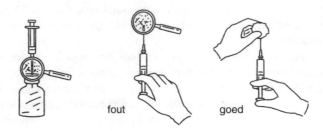

fout   goed

🔲 **Figuur 9.13**   Ontluchtings- en beluchtingstechnieken: aërosolvorming

- Ontlucht de spuit (🔲 fig. 9.13), zet het beschermkapje op de naald, en controleer of het juiste volume is opgezogen.
- Desinfecteer het aanprikpunt van de flacon met poeder voor reconstitutie met alcohol 70 %. Laat drogen.
- Steek de naald onder een hoek van 60 graden door het aanprikpunt in het rubber.
- Manipuleer zodanig met de zuiger dat de uitwisseling van vloeistof uit de spuit en lucht uit de flacon met elkaar in evenwicht zijn. Ga op deze wijze door tot al het oplosmiddel in de flacon is bijgespoten.
- Los op met rustige zwenkbeweging, terwijl de naald met spuit nog door het septum is gestoken.
- Haal de oplossing terug in de spuit door de zuiger te manipuleren tot het juiste volume is opgezogen.
- Zuig wat extra lucht uit de flacon door de zuiger nog iets verder uit te trekken.
- Haal, met de zuiger in deze positie, de spuit met naald uit de flacon.
- Ontlucht de spuit, zet het beschermkapje op de naald en controleer of het juiste volume is opgezogen.
- Ontkoppel de naald en sluit de spuit af met een steriel afsluitdopje (Luer-Lock).
- NB Meng, als meer dan één steriele injectie- of infusievloeistof in één spuit dient te worden verzameld, de vloeistoffen vooraf in een steriele infusieflacon of gebruik een driewegkraan.

In-proces-controles
- Controleer de helderheid.
- Controleer of de oplossing homogeen is (afwezigheid mengslierten).
- Controleer als voorgeschreven de pH met indicatorpapier in een druppel.
- Controleer op afwezigheid van grote luchtbellen.

Etikettering
- Bevestig het etiket zodanig op de spuit, dat de schaalverdeling van de spuit nog zichtbaar is.
- Bevestig in elk geval een etiket op de omverpakking als de infusievloeistof door een ondoorzichtige omverpakking tegen lichtinvloed moet worden beschermd.

Eindcontroles

− Controleer het eindvolume.
− Verricht de eindcontroles volgens de procedure parenterale toedieningsvormen: helderheid, kleur, beschikbaar volume, verpakking en etikettering.

Aflevering

Verpak de spuit bij aflevering aan de patiënt in een afsluitbare zak. Kies voor een afsluitbare omverpakking die tegen lichtinvloed beschermt als het preparaat lichtgevoelig is en bevestig hierop een extra etiket.

9.6.5 Bijspuiten aan infuuszak

Randvoorwaarden

Ga na of wordt voldaan aan de randvoorwaarden van de procedure aseptische handelingen (zie ► H. 8). Als niet aan de randvoorwaarden van deze procedure kan worden voldaan, moet de bereiding worden uitbesteed.

Kies het volume van de infuuszak aan de hand van de voorgeschreven hoeveelheid. Controleer de infuuszak op vervaldatum, helderheid en lekkage.

Bereiding

− Werk in de LAF-kast.
− Verwijder de beschermende secundaire verpakking en leg de infuuszak in de LAF-kast.
− Verwijder het beschermkapje boven het steriele bijspuitpunt van de infuuszak.
− Verwijder zoveel infusievloeistof als wordt voorgeschreven. Voer één van de eerdergenoemde procedures uit van het vullen van een injectiespuit.
− Prik het bijspuitpunt aan met de steriele naald aan de spuit met geneesmiddeloplossing, waartussen al dan niet een filter is geplaatst. Steek de naald recht en niet te ver door om lek prikken van de zak te voorkomen en druk de hele spuit leeg. Haal de naald er weer voorzichtig uit.
− Na één keer aanprikken zal het rubber zich weer lekdicht herstellen. Als het nodig is twee keer aan te prikken bekijk dan of de leverancier informatie geeft over de mogelijkheid hiertoe.
− Meng door zwenken of licht 'kneden' als alle geneesmiddeloplossing is bijgespoten.
− Plak het bijspuitpunt van de zak af met een plakker of sluit hem af met een sluitpin. Dit maakt duidelijk dat de zak een toegevoegd geneesmiddel bevat.

In-procescontroles

− Controleer de helderheid.
− Controleer of de oplossing homogeen is (afwezigheid mengslieren).
− Controleer op afwezigheid van grote luchtbellen.
− Bepaal, als de geneesmiddeloplossing is gefiltreerd, het borrelpunt om de integriteit van het gebruikte membraanfilter te testen.

Eindcontroles

Verricht de eindcontroles volgens de procedure parenterale toedieningsvormen: helderheid, kleur, beschikbaar volume, verpakking en etikettering.

9.6.6 Parenterale voeding

Wanneer de darmen onvoldoende voeding of vocht kunnen opnemen, dan kan dit via een andere weg worden toegediend. Via de bloedbaan worden de essentiële voedingsstoffen (zoals koolhydraten, eiwit en vet), vitamines, mineralen en vocht toegediend. We noemen deze methode TPV (totale parenterale voeding). Parenteraal betekent buiten het maag-darmkanaal om. TPV komt via een soort infuus rechtstreeks in de bloedbaan. Hiervoor wordt een dun slangetje (centraal veneuze katheter) geplaatst in een groot bloedvat.

Parenterale voeding kan worden voorgeschreven wanneer het lichaam zelf onvoldoende voedingsstoffen of vocht via de darm kan opnemen. Gewone voeding en sondevoeding zijn dan onvoldoende om aan de voedingsbehoefte te voldoen.

Indicatie

— Onvoldoende resorptiecapaciteit van de darm, bijvoorbeeld bij het kortedarmsyndroom nadat een groot gedeelte van de darm is verwijderd of als gevolg van bestralingsenteritis.
— Ernstige passageklachten van het maag-darmkanaal, bijvoorbeeld bij een ileus, obstructie of fistel.

De samenstelling van zo'n parenterale voeding hangt af van lengte, gewicht, leeftijd etc. Uit deze gegevens bepaalt de diëtist de behoefte aan voedingsstoffen, vitamines en vocht. Aan de hand van bloeduitslagen worden de toe te voegen mineralen bepaald. De samenstelling van de TPV is per persoon verschillend, net zoals het aantal parenterale voedingen dat wekelijks wordt toegediend. Ook de tijdsduur van toedienen is per persoon verschillend.

In het ziekenhuis wordt deze voeding continu toegediend en aan- en afgekoppeld door de verpleegkundige van de afdeling. Door regelmatige bloedafname wordt gekeken of de toegediende voeding voldoende vocht en voedingsstoffen voor de patiënt bevat.

In de thuissituatie zal de verpleegkundige van de gespecialiseerde thuiszorg de aan- en afkoppelingshandeling verrichten. De voeding kan thuis gedurende een kortere periode inlopen, bijvoorbeeld gedurende de nacht. De trombosedienst neemt regelmatig bloed af. Dit wordt in het ziekenhuis gecontroleerd.

De bereiding van parenterale voeding gebeurt onder aseptische omstandigheden in een ziekenhuisapotheek. In het verleden was de bereiding maatwerk: aan verschillende infuuszakken werden diverse componenten toegevoegd. Onder vacuüm werden deze zakken in een grote infuuszak getrokken. Tegenwoordig wordt veelal gebruikgemaakt van industrieel voorbereide mengsels (prefab), die minder aseptische handelingen vergen en ook goedkoper zijn.

De totale parenterale voeding wordt geleverd in een zak met drie compartimenten. De infuuszak is, om contact met zuurstof in de lucht te voorkomen, verpakt in een beschermverpakking met een zakje met zuurstofabsorbeerder en mogelijk ook een zuurstofindicator.

De infuuszak heeft drie compartimenten, één compartiment bevat een glucoseoplossing met calcium, de tweede bevat een lipidenemulsie en de derde bevat een aminozuuroplossing met andere elektrolyten. Deze compartimenten zijn van elkaar gescheiden met niet-permanente lasnaden. Vóór toediening moet de inhoud van de compartimenten gemengd worden door de zak vanaf de bovenkant op te rollen tot de lasnaden geopend zijn. Na menging wordt het een homogene, melkachtige emulsie.

Voorbereiding

- Ga na of wordt voldaan aan de randvoorwaarden van de procedure aseptisch handelen, zie ► H. 8.
- Kies de juiste infuuszak aan de hand van het voorgeschreven recept. De infuuszak moet op kamertemperatuur zijn.
- Controleer de kleur van de zuurstofindicator, wanneer aanwezig, vóór het openen van de beschermverpakking. Als de kleur afwijkt van de referentiekleur mag het product niet worden gebruikt.
- Verwijder de beschermverpakking en gooi het zakje met zuurstofabsorbeerder en zuurstofindicator weg.
- Controleer of de zak en de niet-permanente lasnaden intact zijn. Gebruik het product alleen als de zak niet beschadigd is, de niet-permanente lasnaden intact zijn, de aminozurenoplossing en de glucoseoplossing helder, kleurloos of lichtgeel en praktisch vrij van zichtbare deeltjes zijn, en de lipidenemulsie een homogene vloeistof is met een melkachtig uiterlijk.
- Meng de oplossingen en de emulsie door de zak met beide handen vanaf de bovenkant op te rollen tot ongeveer halverwege de lengte van de lasnaden (❏ fig. 9.14).
- Meng de inhoud door de zak minstens driemaal te zwenken.
- Voeg eventueel supplementen zoals vitaminen, elektrolyten en sporenelementen toe. Lees hiervoor de procedure vullen van een injectiespuit (► par. 9.6.4) en bijspuiten aan infuuszak (► par. 9.6.5).
- Meng nogmaals.
- Alle ongebruikte producten of afvalstoffen en alle gebruikte hulpmiddelen moeten worden afgevoerd.

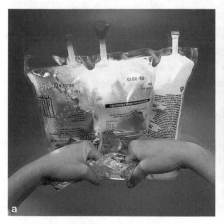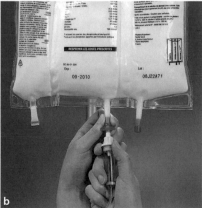

❏ **Figuur 9.14** (a) Mengen van parenterale voeding (b) Aansluiten van parenterale voeding. (Bron: Baxter Olimel)

Klaarmaken voor infusie

Er moeten aseptische omstandigheden worden gehandhaafd. Hang de zak omhoog. Verwijder de plastic beschermdop van de toedieningspoort. Plaats de spike van de infusieset stevig in de toedieningspoort.

In-procescontroles

- Controleer de zuurstofindicator.
- Controleer de infuuszak.
- Controleer de drie verschillende vloeistoffen op helderheid.
- Controleer of de eindemulsie voor infusie geen scheiding van fasen vertoont.

Aflevering

- Uitsluitend voor eenmalig gebruik.
- Na opening van de zak moet de inhoud onmiddellijk worden gebruikt. De geopende zak mag nooit voor een volgende infusie worden bewaard. Een gedeeltelijk gebruikte zak mag nooit opnieuw worden aangesloten.
- De infuuszak mag niet in serieverbinding worden gebruikt. Dit om het risico op gasembolie als gevolg van aanwezige lucht in de eerste zak te voorkomen.

9.7 Verpakken en etiketteren

9.7.1 Verpakken oogdruppels

Oogdruppels worden altijd in steriele oogdruppelflacons afgevuld, als ze voor meermalig gebruik bereid zijn. In de apotheek komt de Gemoflacon het meeste voor. Controleer na eventuele sterilisatie of het rubber niet is dichtgeklapt en controleer altijd of alle verpakkingen voldoende gevuld zijn en of alle doppen goed zijn dichtgedraaid. Een oogdruppelflacon heeft een maximaal volume van 10 ml.

De flacon wordt vaak in een omdoosje verpakt, waarop voor de patiënt nog informatie over het openen van de flacon en aanwijzingen voor het oogdruppelen gedrukt staan.

Voor eenmalige toediening, bijvoorbeeld bij oogdruppels die niet geconserveerd zijn, zijn er verpakkingen van 1 ml van kunststof, die aan beide kanten geseald zijn. Meestal wordt het kant-en-klare product in dergelijke 'minims' afgeleverd. In de ziekenhuisapotheek is het zinvol apparatuur en verpakkingen voor een eenmalige toediening te gebruiken, een voorbeeld is de redipac met de speciale vul- en sluitapparatuur.

In de openbare apotheek komt de bereiding van de eenmalige toediening weinig voor.

In ▢ fig. 9.15 zijn oogdruppelflacons afgebeeld met polypropyleen opzet. Deze flacons zijn gemaakt van glas met een polypropyleen opzet en zijn geschikt voor oogdruppels die met fenylmercuriboraat zijn geconserveerd. Openen en sluiten van deze flacons gebeurt met een borgsleutel (zie ▢ fig. 9.16a).

In ▢ fig. 9.16b is een Gemoflacon afgebeeld. De druppelaar is van chloorbutylrubber. De gepatenteerde monding, die is voorzien van tussenschotjes en de kleine doseeropening, geeft een optimale druppelvorming. Deze flacon bevat een schroefdop en geheel oversluitende overkap. Er is geen tang nodig voor sluiten. Als de oogdruppels nog nabehandeld of gesteriliseerd moeten worden: de flacon dichtdraaien en vervolgens voor

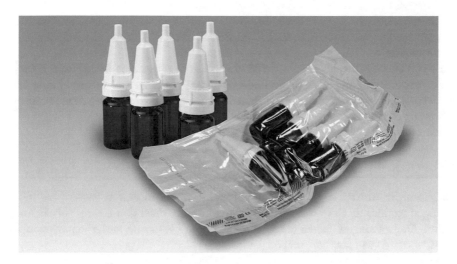

■ **Figuur 9.15**   Oogdruppelflacon

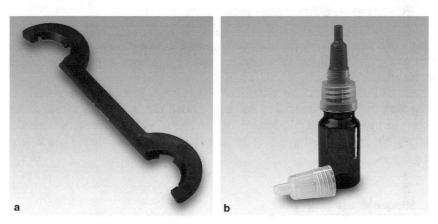

a   b

■ **Figuur 9.16**   (a) Borgsleutel (b) Gemoflacon

eerdergenoemde processen de dop een kwart slag opendraaien. Nadien de doppen goed vastdraaien *en* nog een extra controle uitvoeren of het rubber niet is dichtgeklapt.

9.7.2 Etiketteren oogdruppels

Op het etiket moet duidelijk worden aangegeven dat het om oogdruppels gaat.

Verder natuurlijk de naam, de hoeveelheid, het gebruikte conserveermiddel, de houdbaarheid vóór aanbreken en de houdbaarheid ná aanbreken van de oogdruppelverpakking. In geval van suspensieoogdruppels moet de aanwijzing 'Omschudden' op de verpakking worden vermeld.

Als het een FNA-preparaat betreft, is de vermelding van de naam met daarachter FNA voldoende. Dan is de samenstelling bekend. Let altijd wel goed op de vermelding van de sterkte.

Er zijn Oculoguttae Pilocarpini *0,125* % FNA en Oculoguttae Pilocarpini *1* % FNA.

Als het niet echt noodzakelijk is, hoeft de patiënt de aangebroken verpakking niet in de koelkast te bewaren. Kamertemperatuur is voldoende. IJskoude oogdruppels zijn vaak irriterend voor het oog.

9.7.3 Verpakken oogwassingen

Oogwassingen worden in de apotheek meestal bewaard in glazen flacons, die bestand zijn tegen sterilisatie. Het verdient aanbeveling om niet meer dan 200 ml per flacon af te leveren. Oogwassingen dienen te zijn verpakt in een kiemarme, stofvrije polypropyleen-flacon, voorzien van klapdop, met oogbadje.

9.7.4 Etiketteren oogwassingen

Op het etiket moet de naam van de oogwassing worden vermeld met eventueel de gebruikte conservering of de naam van het FNA-preparaat, dus: Collyrium natrii chloridum 0,9 % FNA.

Verder de houdbaarheid, het gebruik en de mededeling dat het om een steriele oogwassing gaat, die na openen slechts één maand houdbaar is. Denk eraan dat de meeste patiënten niet weten wat een 'collyrium' is. Geef, wanneer beschikbaar, een schriftelijke toelichting hoe ze met de oogwassing moeten omgaan. Bij de medicatie wordt een oogbadje geleverd.

9.7.5 Verpakken oogzalven

Oogzalven worden verpakt in kleine steriele samendrukbare tubes met een canule.

9.7.6 Etiketteren oogzalven

Op het etiket moet duidelijk worden vermeld om welke oogzalf het gaat. Als het geen FNA-oogzalf is, worden de componenten vermeld. Op het etiket moet vermeld staan dat de oogzalf steriel is en in de koelkast bewaard moet worden. Op het etiket moet verder vermeld staan dat de houdbaarheid na aanbreken één maand is. Geef schriftelijke informatie hoe de oogzalf toegepast moet worden in het oog en dat na toepassen de gezichtsscherpte verminderd is. Dus bijvoorbeeld niet gaan fietsen met oogzalf in beide ogen.

9.7.7 Verpakken oordruppels

Oordruppels die bestemd zijn voor het middenoor worden in steriele oordruppelflesjes verpakt met een inhoud van maximaal 10 ml. Verpak oordruppels geconserveerd met fenylmercuriboraat niet in flesjes met chloorbutylrubber of broombutylrubber opzet, in verband met sorptie van het conserveermiddel. Kies dan voor een polypropyleen opzet. Verpak oordruppels die niet geconserveerd zijn bij voorkeur in redipacs (=verpakking voor eenmalig gebruik). Controleer na eventuele sterilisatie of het rubber niet is dichtgeklapt en controleer altijd of alle verpakkingen voldoende gevuld zijn en of alle doppen goed zijn dichtgedraaid.

9.7.8 Etiketteren oordruppels

Op het etiket moet duidelijk worden aangegeven dat het om oordruppels gaat.

Verder natuurlijk de naam, de hoeveelheid, het gebruikte conserveermiddel, de houdbaarheid vóór aanbreken en de houdbaarheid ná aanbreken van de oordruppelverpakking. In geval van suspensieoordruppels mag de aanwijzing 'Omschudden' op de verpakkingen niet ontbreken. Let ook op de bewaarcondities van de niet-aangebroken verpakkingen en na aanbreken.

Als het een FNA-preparaat betreft, is de vermelding van de naam met daarachter FNA voldoende. Dan is de samenstelling bekend. Let wel altijd goed op de vermelding van de sterkte.

9.7.9 Verpakken parenteralia

Parenteralia worden verpakt in steriele recipiënten, zoals:
- ampullen van glas (de ampullen worden dichtgesmolten);
- infusieflessen van glas, afgesloten met metalen dop met rubberen inleg;
- infusiezakken van PVC of polypropyleen.

De verpakkingsmaterialen moeten doorzichtig zijn, zodat goed op verkleuring van het product of deeltjes kan worden gecontroleerd.

9.7.10 Etiketteren parenteralia

De etikettering moet zeer zorgvuldig gebeuren en precies omschrijven:
- om welk steriel product het gaat;
- de concentratie van het product;
- de bestanddelen van het product;
- de houdbaarheid;
- waar het voor dient en of het eventueel verdund moet worden;
- het chargenummer.

Bovendien zijn de etiketten nog voorzien van een gekleurde balk:
- een rode balk voor injectie- en infuusvloeistoffen;
- een blauwe balk voor spoelvloeistoffen.

De Nederlandse Vereniging van Ziekenhuisapothekers heeft richtlijnen uitgevaardigd die precies omschrijven hoe de etikettering moet worden uitgevoerd.

Let bij afleveren goed op de naam van het product, de concentratie en welke toepassing het product heeft.

De openbare apotheek levert meestal alleen ampullen af. Deze worden verpakt in speciale ampullendoosjes. Hierdoor wordt breuk zo veel mogelijk voorkomen. Op het etiket moet duidelijk vermeld staan dat het voor een injectie bestemd is, de bewaartermijn en de omstandigheden waaronder, zoals 'koel bewaren'.

Vaak is het doosje wel bestemd voor de patiënt, maar moet het aan de arts gegeven worden, omdat de injectie door een deskundige (arts of zijn assistente) wordt toegediend. Op het etiket staat dan als gebruik: i.m.m. of in manu medici, dat is vrij vertaald 'geef aan de arts'.

Vergeet vooral niet om injecties die in suspensievorm worden toegediend van het etiket 'Omschudden' te voorzien.

9.7.11 Verpakken medicatiecassettes

Medicatiecassettes zijn in principe kant-en-klare kleine gevulde infuuszakjes met een harde vierkante 'kaft'. Als het infuuszakje is gevuld, controleer dan of de infuuslijn goed gesloten is en zich in het zakje geen luchtbellen bevinden.

9.7.12 Etiketteren medicatiecassettes

Plak het etiket zodanig op de cassette dat het zichtbaar blijft tijdens gebruik in de pomp.

Bevestig in elk geval een etiket op de omverpakking als de infusievloeistof door een ondoorzichtige omverpakking tegen lichtinvloed moet worden beschermd. Op het etiket staat de samenstelling van de infuusvloeistof vermeld, de naam van de patiënt, de houdbaarheid, bewaarcondities en het gebruik.

9.7.13 Verpakken injectiespuit

Controleer na het vullen van een injectiespuit goed of de spuit goed gesloten is, probeer het rode dopje nogmaals aan te draaien. Als een geneesmiddel lichtgevoelig is, wikkel de spuit dan in aluminiumfolie.

9.7.14 Etiketteren injectiespuit

Plak het etiket zodanig op de spuit dat het etiket zichtbaar blijft tijdens gebruik. Bevestig in elk geval een etiket op de omverpakking als de spuit door een ondoorzichtige omverpakking tegen lichtinvloed moet worden beschermd. Op het etiket staat de samenstelling van de infuusvloeistof vermeld, de naam van de patiënt, de houdbaarheid, bewaarcondities en het gebruik.

9.7.15 Verpakken infuuszak

Controleer zowel na het vullen van een infuuszak als het bijspuiten in een infuuszak of het zogeheten bijspuitpunt niet lekt. Als een geneesmiddel lichtgevoelig is, wikkel de infuuszak dan in aluminiumfolie.

9.7.16 Etiketteren infuuszak

Plak het etiket zodanig op de infuuszak dat het zichtbaar blijft tijdens gebruik. Bevestig in elk geval een etiket op de omverpakking als de infuuszak door een ondoorzichtige omverpakking tegen lichtinvloed moet worden beschermd. Op het etiket staat de samenstelling van de infuusvloeistof vermeld, de naam van de patiënt, de houdbaarheid, bewaarcondities en het gebruik.

9.7.17 Verpakken TPV

Bewaren in de beschermverpakking.

9.7.18 Etiketteren TPV

Plak het etiket zodanig op de zak dat het zichtbaar blijft tijdens gebruik. Bevestig in elk geval een etiket op de omverpakking als de zak door een ondoorzichtige omverpakking tegen lichtinvloed moet worden beschermd. Op het etiket staat de samenstelling van de infuusvloeistof vermeld, de naam van de patiënt, de houdbaarheid, bewaarcondities en het gebruik.

9.7.19 Verpakking en etikettering cytostatica

Cytostatica in een toedieningsvorm worden van de apotheek naar de afdeling getransporteerd in:
- een lekdichte zak, in een
- afgesloten container, die is voorzien van
- een sticker waarop duidelijk de inhoud staat vermeld met gevaaraanduiding.

Radiofarmaca

Samenvatting

Instabiele atomen zenden straling uit om stabiel te worden. Vormen van straling zijn alfa-, bèta- en gammastraling. Ook röntgen is een vorm van straling. Radioactieve straling wordt in verschillende toepassingen gebruikt, voor diagnose en voor therapie. Radiofarmaca zijn geneesmiddelen in een radioactieve vorm. Straling kan gevaarlijk zijn, het vergroot bijvoorbeeld de kans op kanker. Om veilig te werken met straling zijn maatregelen nodig als werken in een veiligheidswerkbank, goed opgeleid personeel en regels volgen, zoals de Kernenergiewet. Een veelgebruikt atoom voor diagnostische doeleinden is technetium, in de vorm van Tc-99 m.

© Bohn Stafleu van Loghum is een imprint van Springer Media B.V., onderdeel van Springer Nature 2021
Y. M. Groot-Padberg, *Bereiden en aseptisch handelen*, Basiswerk AG,
https://doi.org/10.1007/978-90-368-2649-5_10

10.1   Inleiding en leerdoelen

Radioactieve geneesmiddelen (radiofarmaca) worden gebruikt voor vaststelling van een ziekte (diagnostiek) en ter genezing van een ziekte (therapie).

De geneeskunde die zich met radioactieve therapieën bezighoudt, noemen we nucleaire geneeskunde. Hier wordt gebruikgemaakt van de straling die vrijkomt bij de overgang van een instabiel atoom tot een stabiel atoom. Zo'n atoom dat radioactiviteit (straling) levert noemen we een radionuclide.

Leerdoelen

Je kunt:

- uitleggen welke vormen van radioactiviteit gebruikt worden als geneesmiddel;
- veiligheidsmaatregelen treffen voor het werken met radiofarmaca;
- beschrijven hoe men te werk gaat bij het bereiden van radiofarmaca.

10.2   Straling en radioactiviteit

In ▸ H. 6 van het boek *Productzorg voor apothekersassistenten* kun je lezen dat alle stoffen bestaan uit moleculen en dat moleculen bestaan uit atomen. Atomen hebben een kern van protonen en neutronen, met daaromheen een schil van elektronen. De meeste atomen zijn stabiel, dat wil zeggen dat ze gedurende langere tijd niet veranderen. De samenstelling van de kerndeeltjes bepaalt of een atoom stabiel of instabiel is. Sommige atomen zijn instabiel. Instabiele atomen die aan het veranderen zijn zenden energierijke straling uit totdat een stabiel atoom ontstaan is.

De vrijgekomen straling bestaat in de meeste gevallen uit alfa-, bèta- of gammastraling. Alfastraling, naar de Griekse letter alfa – α -, bestaat uit grote deeltjes van twee protonen en twee neutronen. Dit zijn relatief grote deeltjes. Alfadeeltjes hebben een niet zo groot doordringend vermogen, dat betekent dat alfastraling al door een vel papier tegengehouden kan worden. Alfastraling wordt heel soms gebruikt in de therapie, bijvoorbeeld bij gemetastaseerd prostaatcarcinoom. Bètastraling, naar de Griekse letter bèta – β- bestaat uit heel kleine deeltjes, elektronen of positronen. Bètastraling is minder sterk dan alfastraling, maar heeft een iets groter doordringend vermogen. Bètastraling kun je tegenhouden met aluminiumfolie. Bètastraling die bestaat uit positronen wordt gebruikt voor diagnose in een PET-scan. Radiofarmaca die elektronen uitzenden worden gebruikt voor therapie. Gammastraling, naar de Griekse letter gamma – γ – bestaat uit elektromagnetische straling, fotonen genoemd. Gammastraling heeft een groot doordringend vermogen en weinig energie, dat betekent dat het van de drie soorten straling het minst toxisch is. Om gammastraling tegen te houden heb je een loden mantel of een betonnen muur nodig. Radiofarmaca die gammastraling uitzenden worden gebruikt voor diagnostiek.

Een andere vorm van straling is röntgenstraling. Bij röntgenstraling gaat er een radioactieve straling van buiten naar binnen door het lichaam heen en weer naar buiten (◻ fig. 10.1). Deze straling wordt gebruikt om organen of weefsels in het lichaam zichtbaar te maken. Bij radiofarmaca gaat het niet om de vorm. Hier wordt een radioactieve bron in de vorm van een geneesmiddel in het lichaam gebracht. Door middel van de radioactieve straling die nu van binnen naar buiten gaat, kunnen afwijkingen van orga-

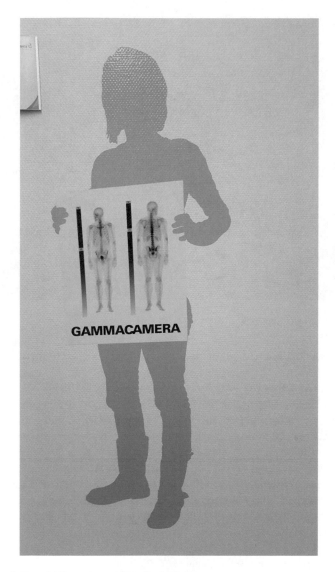

Figuur 10.1 Botten zichtbaar door radioactieve straling

nen worden opgespoord (diagnostische toepassing) of organen worden behandeld (therapeutische toepassing). Een voorbeeld van een therapeutische toepassing is radioactief jodium bij een te snel werkende schildklier. Deze paragraaf gaat vooral in op de diagnostische toepassing.

In de nucleaire geneeskunde worden radionucliden gekoppeld aan een organische verbinding of andere stof, de zogenaamde kit. Dit koppelen van de radioactieve bron aan een stof om toediening mogelijk te maken noemen we labelen.

Ook kunnen er radionucliden gelabeld worden aan bloedcellen, zoals de witte of rode bloedlichaampjes van het bloed van de patiënt zelf. Dat levert een schat aan informatie op over de werking van bepaalde organen of ontstekingshaarden, omdat de radioactieve

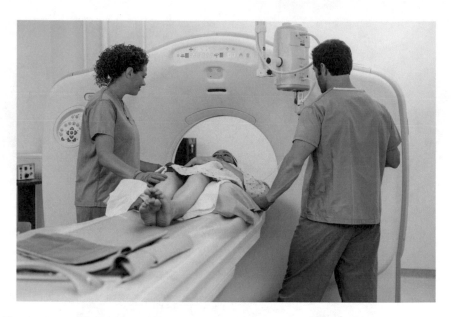

◘ Figuur 10.2   Nucleair onderzoek

10

bloedlichaampjes aan kunnen geven hoe bijvoorbeeld de levensduur van de gelabelde bloedcellen is.

Nucleair onderzoek is een veilige manier van onderzoek (◘ fig. 10.2). Er wordt een zo laag mogelijke dosering radioactieve stof gebruikt en de straling in de radioactieve stof vervalt snel en verlaat het lichaam op een natuurlijke wijze, meestal via de urine. Dit onderzoek levert geen bijwerkingen voor de patiënt op. Na het onderzoek kan de patiënt ook meteen naar huis.

De juiste dosering hangt af van het te gebruiken radiofarmacon en de toegediende activiteit. Daarnaast spelen leeftijd en de stofwisseling van de patiënt een belangrijke rol. De NVNG (Nederlandse Vereniging voor Nucleaire Geneeskunde) geeft, na landelijk onderzoek, aanbevelingen ten aanzien van het te gebruiken radiofarmacon en de toe te dienen activiteit.

De toe te dienen dosering wordt uitgedrukt in becquerel (Bq) en de stralingsbelasting wordt uitgedrukt in eenheden (sievert of Sv).

Een heel belangrijk en veelgebruikt radionuclide is technetium of Tc-99 m. Tc-99 m zendt gammastraling uit. Hiervan worden radiofarmaca gemaakt die voor allerlei diagnostische doeleinden gebruikt worden zoals:

- Botscans: technetium hoopt zich op in actieve botgedeelten, de zogenaamde *hot spots*. Met een gamma-camera worden deze zichtbaar. Het onderzoek is niet erg specifiek: ook een lichte verwonding of een ontsteking laat een hot spot zien. Bij verdenking op kanker in het bot kan een scan tonen waar men met verder onderzoek preciezer kan kijken.
- Hart: met dit onderzoek wordt het bloed in het hart en de grote bloedvaten in beeld gebracht. Dit geeft informatie over de pompfunctie van het hart. Soms wil de arts weten hoeveel bloed het hart per hartslag uit de linkerkamer wegpompt. Door middel van het radiofarmacon en een SPECT-scan wordt een ruimtelijk beeld van het hart gevormd.

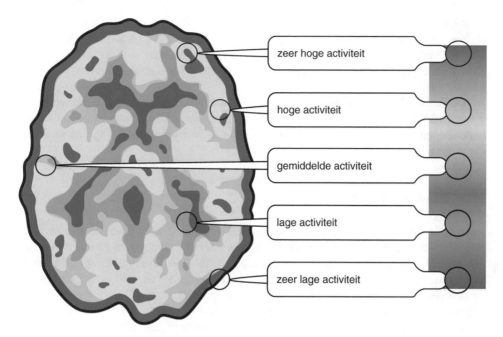

zeer hoge activiteit

hoge activiteit

gemiddelde activiteit

lage activiteit

zeer lage activiteit

◘ **Figuur 10.3**   Hersenactiviteit zichtbaar gemaakt

Radioactief suiker (FDG) wordt gebruikt bij het opsporen van sommige vormen van kanker (◘ fig. 10.3). Deze radioactieve suiker bevindt zich op de plekken waar de kankercellen zitten. Kankercellen hebben meestal een verhoogde stofwisseling in vergelijking met normale cellen. Dat betekent dat kankercellen veel meer suiker gebruiken en hierdoor kunnen bepaalde tumoren en uitzaaiingen zichtbaar worden gemaakt. Bij dit onderzoek wordt een PET-scan gebruikt. In combinatie met een CT-scan kan de arts precies zien in welke organen of op welke plekken de radioactieve stof zich ophoopt. Het verschil tussen een CT-scan en een PET-scan is dat een PET-scan vaak meer gedetailleerde informatie geeft.

Een belangrijk begrip in het werken met radiofarmaca is de halfwaardetijd. Dit is de tijd die nodig is om de helft van de kernen te laten vervallen. Dan is de helft van de straling nog over. Na twee keer de halfwaardetijd is nog 25 % over. Als stoffen met een lange halfwaardetijd in het lichaam gebracht worden, duurt het heel lang voordat alle radioactiviteit uit het lichaam verdwenen is.

Radiofarmaca vallen onder de bepalingen van de Kernenergiewet. Volgens deze wet heb je een vergunning nodig voor het bereiden, vervoeren, voorhanden hebben of toepassen van radioactieve stoffen. Een groot deel van de verantwoordelijkheid, toezicht en controle wordt bij de stralingsdeskundige van het bedrijf (de afdeling) zelf gelegd en bij de apotheker die belast is met de productie van radiofarmaceutische bereidingen. Deze moet hiervoor ook een speciale opleiding hebben gehad, net als de assistentes die deze bereidingen uitvoeren.

Voordat zo'n vergunning wordt afgegeven worden eisen gesteld aan de stralingshygiënische zorg binnen deze instelling.

Annex 3 van de GMP beschrijft de principes die van toepassing zijn bij de industriële bereiding van radiofarmaca. Hieronder vallen de bereidingen uit grondstoffen en niet uit geregistreerde generatoren en kits. Dit laatste vindt meestal in ziekenhuizen plaats. Deze regeling is afgeleid van het besluit 'Bereiding en aflevering van radiofarmaceutische producten'.

De EANM (European Association of Nuclear Medicine) heeft een Europese richtlijn ontwikkeld. Deze bestaat uit twee delen, waarmee verschil wordt aangebracht tussen handelingen met radiofarmaca met de zogenaamde kits en de bereiding van radiofarmaca die worden toegepast bij PET-scans.

10.3 Gevaren van straling

Radioactieve straling kan het DNA van menselijke cellen beschadigen. In veel gevallen zullen eiwitten in het lichaam dit zelf herstellen. Als dat niet goed lukt kan het beschadigde DNA vele jaren later kanker veroorzaken. Hoe meer iemand blootgesteld wordt aan radioactieve straling, hoe groter de kans op kanker is. Als iemand in één keer blootgesteld wordt aan een extreem hoge dosis radioactiviteit ontstaat stralingsziekte. Stralingsziekte komt zelden voor, alleen in uitzonderlijke situaties zoals bij een ontploffing in een kerncentrale. De hoge dosis straling leidt tot celdood: de cellen kunnen zich dan niet meer delen. De eerste symptomen van stralingsziekte zijn hoofdpijn, misselijkheid en overgeven. Ernstige stralingsziekte leidt uiteindelijk tot de dood.

Omdat het werken met radiofarmaca risico's met zich meebrengt zijn er strenge regels voor het werken met deze stoffen.

10.4 De arbeidshygiënische strategie

- Bronmaatregelen

Een werkgever moet eerst de oorzaak van het probleem wegnemen. Voorbeeld: schadelijke stof verruilen door een veiliger alternatief. Dit is in dit geval niet mogelijk.

- Collectieve maatregelen

Als bronmaatregelen geen mogelijkheden bieden, moet de werkgever collectieve maatregelen nemen om risico's te verminderen. De veiligheidswerkbank of isolator hebben beide een afvoer rechtstreeks naar buiten, zijn voorzien van een adequate afscherming (lood en loodglas, zie ◘ fig. 10.5) en heeft bij voorkeur de technetiumgenerator ingebouwd. Dit laatste zorgt er dan ook direct voor dat het technetium van molybdeen onder een klasse A-omstandigheid wordt gescheiden.

In de achtergrondruimte, ruimte waarin de veiligheidswerkbank of isolator staat, mogen alleen voorbereidingswerkzaamheden en het afwerken van producten plaatsvinden. In deze ruimte zijn persoonlijke beschermingsmiddelen aanwezig die bij calamiteiten gebruikt kunnen worden. In de achtergrondruimte dient een onderdruk te heersen.

Het merendeel van de radiofarmacabereidingen valt onder eenvoudige aseptische bereidingen (zie ► par. 10.5, Bereiden van radiofarmaca). Omdat ze snel worden toegediend, is werken onder verhoogde productbescherming voldoende. Tijdens de bereidingen draagt de bereider de voorgeschreven kleding en eventuele hulpmiddelen.

Wel dient in verband met het in stand houden van de onderdruk de achtergrondruimte een toegangssluis te hebben.

- **Individuele maatregelen**

Door taakroulatie lopen werknemers minder risico. Voor zwangere vrouwen, vrouwen die borstvoeding geven of vrouwen die zwanger willen worden gelden aparte regels voor het werken met radiofarmaca.

- **Persoonlijke beschermingsmiddelen**

Dit is hier niet van toepassing.

10.5 Bereiden van radiofarmaca

Speciale protocollen beschrijven hoe je jezelf en anderen beschermt bij werkzaamheden met radioactief materiaal (■ fig. 10.4).

Je werkt natuurlijk in geheel daarvoor bestemde werkbanken en persoonlijke hygiene, kleding en beschermende maatregelen neem je natuurlijk volledig in acht.

Bereidingen van radiofarmaca behoren te worden uitgevoerd door medewerkers die voldoende scholing, minimaal het vereiste niveau-5B-bevoegdheid, hebben gehad in het uitvoeren van aseptische handelingen. Deze scholing moet periodiek herhaald worden.

Bij de bereidingen zul je aan het volgende moeten denken:
- werk uiterst geconcentreerd en maak van tevoren een werkplan;
- neem alle uitgevaardigde voorzorgsmaatregelen in acht;

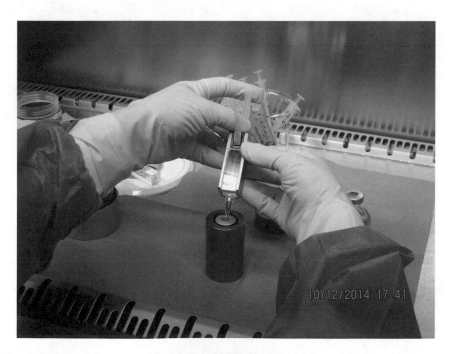

■ **Figuur 10.4**   Bereiding van een nucleaire toediening. (Bron: Amphia)

- probeer in zo kort mogelijke tijd de werkzaamheden uit te voeren, zodat je niet langer dan strikt noodzakelijk bij de radioactieve bron vertoeft;
- houd een goede afstand van de radioactieve bron, gebruik pincetten;
- werk met uit lood vervaardigde potten en hulzen;
- draag passende kleding, brillen en maskers;
- vermijd dat onbewust radioactieve materialen naar andere afdelingen worden gebracht;
- zorg dat de radioactiviteit steeds gemeten wordt;
- maak alles zorgvuldig schoon en meet en noteer de dan nog heersende radioactieve straling.

De straling kan worden gemeten met speciale instrumenten, zoals de Geiger-Müllerteller, scintillatietellers en nog vele andere meetinstrumenten.

Naast de bescherming van de bereider tegen het product, moet ook het product worden beschermd. Dit speelt vooral een rol bij steriele geneesmiddelen. In ◘ tab. 10.1 zijn de verschillende handelingen met radiofarmaca en hun relatie met Z3 (GMP-Z- ▸ H. 3, 'aseptische handelingen') weergegeven. Handelingen 1 t/m 4 komen het meeste voor en kunnen onder verhoogde productbescherming plaatsvinden.

◘ Tabel 10.1   Handelingen met radiofarmaca en hun relatie met Z3

handeling	complexiteit volgens Z3	productbescher- mingsniveau	maximale bewaartermijn
1. plaatsen van de flacon[a] met NaCl 0,9 % op de gene- rator (= elueren)	eenvoudig	verhoogd[b]	7 dagen kamertemperatuur
2. aanprikken elutieflacon	eenvoudig	verhoogd	7 dagen, 2–8 °C
3. bereiding radiofar- macon m.b.t. kit	eenvoudig	verhoogd	7 dagen, 2–8 °C
4. optrekken van de gewenste dosis per patiënt (VTGM)	eenvoudig	verhoogd	7 dagen, 2–8 °C
5. bloedcellabeling	complex	maximaal	7 dagen, 2–8 °C
6. diverse labelingen met therapeutische doseringen en bereidingen niet m.b.t. kit	eenvoudig tot complex	afhankelijk van de handeling verhoogd of maximaal	7 dagen (complex) tot 1 maand (een- voudig), 2–8 °C

[a] De generator wordt bewaard bij kamertemperatuur. [b] In verband met de microbiologische sta- biliteit wordt het aanprikken van de generator bij voorkeur in een veiligheidswerkbank of isolator met onderdruk uitgevoerd.

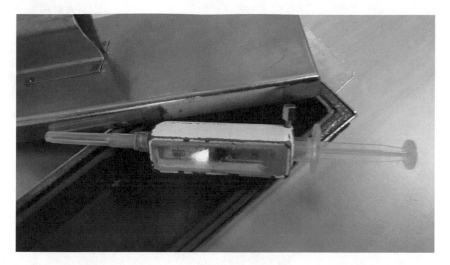

■ **Figuur 10.5**   Loden transportkoker voor het transport van radiofarmaca. (Bron: Bravis)

10.6 Aflevering van radiofarmaca

De radiofarmaca worden afgeleverd in spuiten die zijn voorzien van een traditionele naald met losse cap. Spuiten met een veilig-naaldsysteem worden niet toegepast, omdat de huidige beschikbare veilig-naaldsystemen niet in de beschikbare loden transportkokers (zie ■ fig. 10.5) passen. Het is stralingshygiënisch gezien ongewenst om vlak vóór en na de toediening aan de patiënt de traditionele naald om te wisselen. Het wisselen van de naald levert ook nog een kans op een radioactieve besmetting. Daarom moeten werknemers die radiofarmaca toedienen ook geschoold zijn, beschermende kleding dragen en voldoen aan de richtlijnen en protocollen.

10.7 Controle en validatie

Validatie van de aseptische werkwijze, persoonlijke kwalificatie en microbiologische monitoring moeten worden uitgevoerd, zoals beschreven in hoofdstuk Z3 van de GMP-Z. De schoonmaakprocedure van de bereidingsruimte en achtergrondruimte dient periodiek gecontroleerd te worden door het nemen van veegproeven.

Er moet worden aangetoond dat het eluaat, de vloeistof die uit de technetiumgenerator komt, tijdens de gebruiksperiode, steriel is.

Tenminste batchgewijs worden van de gelabelde radiofarmaca kwaliteitscontroles uitgevoerd van onder andere pH en het zogenoemde labelingspercentage, dat wil zeggen het deel van de radioactiviteit dat gebonden is aan het radiofarmacon en de werking uitoefent.

Bijlage

© Bohn Stafleu van Loghum is een imprint van Springer Media B.V., onderdeel van Springer Nature 2021
Y. M. Groot-Padberg, *Bereiden en aseptisch handelen*, Basiswerk AG,
https://doi.org/10.1007/978-90-368-2649-5

Register

Z